Des addictions à l'addictologie

Collection

Addictions

Dirigée par Sonny Perseil

Les addictions concernent l'usage, licite ou illicite, de substances psychoactives (alcool, tabac, médicaments, stupéfiants) et certaines pratiques humaines et sociales — sexe, travail, jeux d'argent, etc. — mais également des innovations technologiques récentes comme les jeux vidéo, les smartphones ou les réseaux sociaux. Dans une approche résolument interdisciplinaire, la collection Addictions s'intéresse à l'ensemble de ces drogues.

Davy Garault

Des addictions à l'addictologie

Préface de Raphaël Nusinovici

Editions Pepper

L'Harmattan

5-7, rue de l'École-Polytechnique, 75005 Paris

http://www.editions-harmattan.fr

ISBN : 978-2-336-56893-5
EAN : 9782336568935

Lorsque je réalise l'image qui deviendra la première de couverture au présent ouvrage, celui-ci est en cours d'écriture. Je savais quelles allaient en être les thématiques principales, et avais lu quelques extraits. Mais surtout, je connaissais son auteur, que je consultais régulièrement depuis trois mois au CSAPA (centre de soins, d'accompagnement et de prévention en addictologie) d'Aubervilliers.

Durant nos séances, le récit de sa vie, dont ce livre fait en partie l'objet, m'avait souvent renvoyé à mon propre parcours, créant pour moi un effet de réflexion. Ainsi, lorsque Davy Garault me proposa de réaliser une peinture ayant en tête ce projet de livre, les images mentales qu'avaient fait naître en moi ces échanges me donnèrent rapidement l'inspiration, ce qui me fit accepter son idée sans hésiter.

L'image que vous voyez est une forme d'autoportrait. En effet, j'ai été mon propre modèle pour cette figure assise, tête baissée et fixant un verre tenu dans ses mains. Plongé dans un univers oscillant entre onirisme et désuétude, ce personnage esseulé semble rivé dans ses pensées, tournant le dos à une entité aquatique et colorée, un monde dont il semble pourtant le seul habitant.

Je voulais par-là montrer l'aspect paradoxal de la consommation de substances, l'ineffectivité dans le monde réel de leurs paradis artificiels. Ce décor, c'est donc la projection mentale de ce que l'homme au premier plan voit et pense à travers son verre d'alcool.

Pourtant, à y regarder de plus près, la baignoire semble sur le point de déborder. Mais toujours, l'homme semble indifférent à cette imminence du danger... Sur le mur, un éventail sur lequel figure un paysage japonais, est un rappel au caractère illusoire de ce lyrisme déchu, au voyage factice, auquel s'adonne quotidiennement, faute de mieux, l'être pris dans ses addictions...

J'espère que cette image et ce court texte explicatif feront un bon prélude au livre qui suit, qui développera d'une manière bien plus précise et complète que j'ai pu le faire, les quelques idées que j'ai par mon image voulu illustrer.

Anselme

PRÉFACE

Davy,

Tu m'as fait l'honneur de me demander, comme pour ton premier livre (*Curriculum Vital)*, d'écrire la préface de ce nouvel ouvrage et je t'en remercie. J'ai eu une longue réflexion sur la façon de mener à bien cette requête et il m'a semblé en fin de compte très clair que je souhaitais avant tout m'adresser directement à toi.

J'ai la chance de te découvrir une nouvelle fois grâce à ce second livre. Je t'ai connu il y a maintenant dix ans, abstinent tout neuf, le corps et l'esprit en rééducation à l'hôpital Avicenne puis au CSAPA (centre de soins, d'accompagnement et de prévention en addictologie) d'Aubervilliers. Je t'ai ensuite très rapidement connu comme un passionnant interlocuteur dans le domaine de l'addictologie. Je nous revois un peu comme deux co-étudiants, mus par une douce fraternité, toi patient expert autodidacte en herbe, moi à mes débuts de cette pratique médicale et nous avons grandi ensemble. Je t'ai connu comme bénévole. Je te connais comme ami. Je te connais désormais comme collègue. Je te connais comme une personne exceptionnelle parce que tu m'aides à fortifier mon amour propre, mon amour en la vie et l'humanité. Et ceci tout simplement, tout naturellement, parce que depuis dix ans que nous nous connaissons j'observe et admire la gestation et la naissance de l'homme que tu es devenu, fier, rayonnant, généreux, professionnel, optimiste, en bonne santé, passionné par la vie et l'exercice vital de ta fonction de patient expert. J'ai de la chance de passer mes journées à tes côtés, auprès de nos patients et avec nos collègues de l'équipe du CSAPA, à l'ère de l'avènement de ce nouveau métier.

Ce livre, je sais qu'il est dans ton esprit depuis longtemps. Tu en connaissais le titre avant même de l'avoir écrit : « des addictions à l'addictologie », et tu m'en avais déjà énormément parlé avant même de l'avoir commencé. Peut-être même l'avais-tu envisagé avant de te soigner de tes dépendances ?

Dans ce livre, je te vois très précisément à tes quatorze ans, vingt-cinq ans avant de t'avoir connu. Il peut être surprenant de réaliser que ton addiction à l'alcool s'est révélée dès ta première ivresse de bières, celle au cannabis peu après tes premiers joints, mais c'est bien ainsi que tout a commencé (je sais que 30 % des Français deviennent fumeurs après avoir consommé une première cigarette et il paraît que l'usage de TikTok est encore plus risqué…). Tu nous racontes la délectation de tes premières consommations, leurs puissants effets bienfaiteurs, l'alcool qui soulage les angoisses et la douleur morale, le cannabis qui t'invite à une douce somnolence et un paisible je-m'en-foutisme. Ce combo s'est fortifié et a tôt fait de devenir routine dans ton premier groupe de consommation, ta bande de copains. Probablement par pudeur, tu ne dévoiles pas de quelle nature étaient tes failles. Peut-être avais-tu souffert de manque affectif, éducatif, familial, de cadre ? Mais ceci, bien sûr, t'appartient.

Alors évidemment tout le monde ne développe pas une addiction à la suite de ses premières consommations. Mais nous ne sommes pas tous égaux neurobiologiquement et tu sais aussi maintenant que la précocité de ta rencontre avec les substances psychoactives, associées à leurs puissants effets auto thérapeutiques, ont été des éléments déterminants de ton entrée dans l'addiction et son évolution malheureusement naturelle vers la dépendance. Je suis sûr que tu étais un jeune homme empathique, très sensible, capable de lire en l'autre, à l'intuition et l'instinct débordants, et que toutes ces qualités, sorties indemnes de ta maladie, t'épargnent le besoin de continuer à fuir les souffrances et les injustices de notre monde, j'en conviens, à jamais intolérables. Ton « jusqu'auboutisme », tes besoins d'adrénaline et d'aventures te rendaient compulsif et passe partout, ils font de toi désormais un professionnel ubiquitaire, touche à tout et insatiable. Tu es sûrement maintenant, « calme et détendu » (*private joke* pour ceux qui fréquentent l'atelier de méditation), un savant mélange de prêtre, psychologue, artiste, ingénieur, aventurier que tu rêvais d'être avant d'emprunter un tout autre chemin.

Ton *Carpe Diem* (Cueille le Jour Présent) a été court-circuité par ton entrée prématurée dans le monde des consommations. Ce n'était plus une invitation à apprécier les plaisirs simples, en harmonie avec la nature et en paix avec toi-même. Non, c'était jouir (fuir) du (le) moment présent, sans contraintes ni retenues. Abandonner petit à petit le sport, la compétition, les cours et la recherche d'un futur pourtant maintes fois rêvé. Accepter de ne pas vraiment chercher à être quelqu'un ni faire quelque chose de ta vie. C'était mettre ta persévérance, de gros efforts, de sacrées prises de risques et ton ingéniosité au service d'une « insoutenable légèreté de l'être » faite de défonces, travestissements de l'âme et errances menant souvent vers les mondes pervertis de la nuit. Nuits blanches sans rêves, sans trêves, dont le trash nous prend crescendo aux tripes.

Pourtant tu en avais, bien avant l'entrée dans tes vingt-cinq ans de dépendances sévères, des pratiques simples et agréables : l'activité physique (où tu cartonnais), la lecture, l'écriture, la poésie, la musique, et plus tard, malgré ces addictions, l'amour inconditionnel pour tes enfants, la paternité. Des modes d'expression multiples, des bulles méditatives, des pansements et des bousculades de l'âme et des émotions… des émotions… des émotions… ah les émotions. Et oui, elles sont parfois fortes à l'adolescence, elles peuvent être incompréhensibles et déroutantes. Elles peuvent donner très envie d'absorber un coup de pouce chimique vite fait bien fait. Et puis comme ça a un goût de reviens-y, on y retourne, d'autant qu'on a de moins en moins prévu de choses à faire…

Mais tes évasions mentales en pensées et en écriture ont persisté durant toute ta traversée et tes tempêtes. Tu as cherché à analyser ton fonctionnement psychique (mais pas de réponse simple du côté de l'inconscient…), tenté d'évaluer ta problématique addictive tout au long de son déploiement et de son aggravation dans ton être, comme un chirurgien. Ce livre, c'est l'autopsie de ta maladie. Une riche clinique des éléments du déni, le paradoxe de l'ambivalence, l'inévitable répétition encore et toujours des fonctionnements psychiques, une palette des effets recherchés, obtenus, non désirés, et croisés de tes trois substances de prédilection (alcool, cannabis, cocaïne), une biographie précise intraitable sur les addictions d'abord puis sur la dépendance pharmacologique à l'alcool, terrible, toujours plus sévère et morbide, et son inéluctable funeste destin. Ce sont tes pensées, ton âme en mots. D'une écriture vive et spontanée, résolument libre, qui se venge maintenant qu'elle a enfin totalement remplacé l'interminable ronde des médicaments-poisons. Ton écriture a la fraîcheur de la liberté et le parfum de l'amour.

Tu n'es plus désormais ce Petit Prince perdu dans sa galaxie, errant d'une planète à l'autre, mais bien celui volant libre et léger sous ses ballons, celui-là même qui est tatoué sur ton bras droit. Cinq ans après la rémission complète de tes dépendances, tu as obtenu ton diplôme de patient expert à l'hôpital Bichat. Tu nous as accompagnés au CSAPA d'Aubervilliers comme bénévole depuis de nombreuses années et nous avons désormais la chance de te compter parmi nous dans l'équipe. Ton activité et ton professionnalisme font l'unanimité parmi les soignants et les patients. Ce livre est une nouvelle démonstration de tes capacités d'analyse et de réflexion sur l'addictologie. Je suis persuadé qu'il aidera de nombreuses personnes aux prises avec une ou plusieurs dépendances et aidera des soignants à mieux en cerner les enjeux. Je sais aussi que tu mets actuellement toute ton énergie à réfléchir sur les moyens de former au mieux la future génération de patients experts en addictologie, et qui est mieux placé que toi pour cela ? Tout ceci grâce à l'immense espoir que tu portes en toi et que tu nous fais généreusement partager dans ton récit.

Dr Raphaël Nusinovici

Aubervilliers, jeudi 27 juin 2024.

5 785 920 minutes de répit depuis ce jeudi 27 juin 2013, vous pouvez recompter ; j'ai calculé ces moments avec l'aisance de Raymond Babbit dans *Rain Man.* 96 432 heures d'amnistie éthylique, ça change un homme ! La palingénésie d'un mortel !

4 018 jours sans la gueule de bois qui arborait mon alcoolisme chronique ! Tous ces jours où je me suis apprivoisé dans mon nouvel univers intérieur.

« *La satisfaction intérieure est en vérité ce que nous pouvons espérer de plus grand* », Spinoza.

C'est bien cette satisfaction interne que je recherche aujourd'hui, je ne cherche pas à montrer quelque chose ou bien à prouver quoi que ce soit. Je cherche simplement à être en équilibre avec moi-même afin d'être satisfait de ce que je fais, ce que je vis et ce que je suis.

Que voulais-je raconter en écrivant ce livre ? Qu'avais-je besoin de partager avec vous ? Je voulais vous relater les afflictions internes d'un toxicomane, je voulais vous transmettre les ambivalences, les hontes, les désespoirs d'un homme prisonnier d'une addiction.

En fait, *Des addictions à l'addictologie* est un ouvrage que je désirais écrire pour tenter d'expliquer le parcours qui m'a mené d'un alcoolisme morbide à une passion pour cette science qu'est l'addictologie.

Je vais, en effet, essayer de vous emmener, avec moi, à l'intérieur de mon encéphale lorsqu'il était embué d'alcool et autres substances psychoactives. Un voyage dans le cerveau d'un polytoxicomane, une pérégrination dans les méandres de mes réflexions d'alcoolodépendant.

Depuis onze ans, j'apprends à comprendre cette maladie aux multiples facettes, je tente de transformer mon expérience en expertise utilisable…

Mon intention est de pouvoir faire un parallèle entre mon expérience de dépendant et mes prospections en addictologie. Mon objectif serait de pouvoir fournir des pistes de réflexion, des éléments de compréhension pour les professionnels, pour les malades, mais également pour l'entourage.

Ce livre fait suite à mon premier ouvrage sur la question *Curriculum Vital, confessions d'un alcoolique*. Effectivement, il représente aussi, pour moi, une étape supplémentaire dans mon parcours de soin personnel. Un chemin compliqué, long et, parfois, angoissant…

Mais la voie est royale vers la liberté ! Et, comme nous le savons tous, la liberté n'a pas de prix.

« *Je me suis mis d'accord avec moi-même, ce qui est bien la plus grande victoire que nous puissions remporter sur l'impossible* », Eugène Fromentin.

L'ADOLESCENCE ET LES PREMIÈRES EXPÉRIENCES…

Jeudi 21 juillet 1988.

J'ai 14 ans, François Mitterrand vient d'être réélu avec beaucoup moins d'enthousiasme que sept ans auparavant. C'est les vacances scolaires, il fait chaud, je m'ennuie. L'année scolaire s'est achevée et je commence sérieusement à ne plus trouver beaucoup d'intérêt à ces cours de collège. Alors, je cours… Je fais de l'athlétisme et ce sport me permet de m'évader. J'y consacre beaucoup de temps, beaucoup plus qu'à mes études. Mais pour le moment, c'est la trêve estivale ; alors, je traîne.

J'ai repéré une bande d'ados dans un parc, ils sont un peu plus âgés que moi et ils rigolent en fumant des clopes et en sirotant des bières. Ils écoutent Thiéfaine en chahutant, ils rient, ils crient. Je me pose à proximité, je suis curieux, ils m'ont l'air cool ! L'un d'entre eux m'interpelle, en me tendant une bière ; je m'approche en le remerciant…

Il est 19h, ça fait presque trois heures que je suis assis dans ce parc à écouter de la musique. Guillaume m'ouvre ma deuxième bière, je suis grisé, c'est la première fois que je consomme de l'alcool. J'en éprouve une certaine contenance, comme si je venais de pénétrer dans le monde des grands. Comme si nous étions tous sur la même longueur d'onde, je me sens bien avec eux. Thiéfaine chante *Les dingues et les paumés*, Lydie, une jolie blonde, reprend les paroles de l'artiste. Je m'allonge sur l'herbe, je ferme les yeux… Alors, c'est cela planer ? Je trouve que c'est une sensation plutôt agréable, le temps s'arrête, l'ennui s'évapore.

Le groupe se sépare, je décide de rester encore un peu sur place. Guillaume me laisse une troisième bière pour la route en me disant « *À demain petit !* ». Un frisson me traverse, mais cette sensation est agréable. Je bois une gorgée, même si je ne trouve pas le goût extra, j'éprouve une certaine fierté à tenir cette canette en main. Comme si cela faisait de moi quelqu'un d'autre, un autre plus grand, plus sûr de lui. Je renverse ma tête, je souris, l'amertume de la bière me brûle légèrement la gorge. Je ne suis pas saoul, enfin, je ne crois pas, je marche droit…

Le poète René Char est décédé en ce début d'année, cela me fait penser à un passage de *Fureur et mystère* :

« *Tout ce qui nous aidera, plus tard, à nous dégager de nos déconvenues s'assemble autour de nos premiers pas.* »

Je suis sur un banc, non loin de chez mes parents ; je ne peux pas rentrer tout de suite, je viens de vomir et j'ai besoin de récupérer un peu.

J'ai chaud, puis j'ai froid… Je frissonne, j'aimerais que ce malaise cesse. Et si je restais comme ça toute ma vie ? Après un temps qui m'a paru une éternité, tout se calme. Je me sens à nouveau bien, calme et d'une sérénité que je n'avais jamais ressentie auparavant…

Je rentre chez moi, chacun vaque à ses occupations du soir et personne ne fait vraiment attention à moi. Je file dans ma chambre, je m'allonge sur mon lit les bras en croix. Demain, je sais que j'irai retrouver la bande du parc…

Jeudi 22 septembre 1988.

La rentrée scolaire s'est déroulée sans encombre, avec les mêmes profs tristes. J'ai repris l'athlétisme, mes quatre entraînements hebdomadaires régulent ce début d'automne. Ce soir, j'ai une séance de fractionnée ; mon entraîneur me transmet chaque semaine mon plan d'entraînement hebdomadaire.

Mais j'ai prévu de retrouver mes potes après le sport, nous avons décidé de nous retrouver dans un jardin près de la cathédrale. Après les cours, je file récupérer mon sac de sport et larguer mon sac à dos rempli de livres et cahiers.

Il fait encore beau, je m'arrête à l'épicerie et j'achète deux Jenlain ; une bière ambrée avec un taux d'alcool honorable. Je dois cacher ces bouteilles dans un buisson avant de me rendre au stade. Je sais que ce soir, « *ça va être la fête !* ».

Je retrouve mes potes à 20h, ils sont déjà cinq et ils ont commencé à boire. J'arrive triomphant en brandissant mes deux bières au-dessus de la tête, comme un trophée. Christophe me tend un joint que je refuse, je ne fume que des clopes. J'aimerais bien essayer le shit mais j'ai trop peur de tomber accro, même si les adeptes prétendent qu'il n'y a aucune dépendance.

Nous sommes tous là, une dizaine d'ados à boire de la bière. Nous refaisons et défaisons le monde en riant, en sautant et en gueulant. Les adultes qui passent dans le jardin nous zieutent de loin, mais on s'en fout, on est même plutôt fiers. On s'affirme, on ne veut pas être comme les autres. On rêve de liberté en dévalant la pente du jardin en cavalant comme des dératés. On tombe en rigolant, on reste allongés là, sourire aux lèvres comme des ados heureux.

Je tiens bien la bière, je suis l'un des seuls de la bande à ne pas vomir sur les parterres des parcs et jardins que nous fréquentons. Les grands me félicitent, ils m'encouragent à boire plus. J'arrive à contrôler ma consommation, je parviens à refuser une bière lorsque je sens que j'en ai assez. Soixante-quinze centilitres de Jenlain me mettent bien, juste assez pour me sentir en apesanteur. Juste assez pour oublier que je m'emmerde à l'école, juste assez pour faire taire une sensibilité que je ne contrôle pas.

Je suis là, allongé dans ce jardin, la cathédrale dressée derrière moi. Des étoiles brillent là-haut, ma tête tourne, légèrement, juste ce qu'il faut. J'aime ça, je me sens bien, je me sens être. Je me retrouve seul avec Christophe, il a dix-sept ans, il ne va plus en cours depuis ses seize ans. Il en a marre de vivre dans cette société pourrie, il voudrait tout détruire et reconstruire un monde meilleur. Je suis assez d'accord avec lui sur l'état de la société, mais je ne sais absolument pas quoi construire à la place…

Jeudi 22 décembre 1988.

Nous sommes à trois jours de Noël, je reprends l'entraînement début janvier. Quelques jours de repos avant d'entamer la saison de cross-country. Ce soir, j'ai rendez-vous avec les potes, pas ceux de l'athlétisme mais ceux qui font la fête *!* La bande avec laquelle je traîne de plus en plus souvent.

Il est 18h30, je rejoins Christophe et Nicolas au parc de la Libération. Fabrice, Frédéric, Sandrine et Lydie nous rejoindront dans une heure. J'allume ma première cigarette de la journée, ma consommation de nicotine a augmenté durant ces derniers mois. Mais, peu importe, je gère !

Ce soir, on fête l'anniversaire de Nicolas, il a 17 ans aujourd'hui et il a promis de s'en mettre une bonne ! Ce qui signifie que ce soir, il y aura de l'alcool fort. En effet, Christophe a ramené deux bouteilles de vodka, il les brandit avec un grand sourire.

Je n'ai pas encore goûté ce type d'alcool, la bière est notre boisson privilégiée à chaque fois que nous nous rencontrons.

Depuis quelques semaines, je rejoins le groupe une à deux fois par semaine ; mes potes m'aiment bien, je suis un peu leur mascotte.

Mais ce soir, c'est le grand jeu ! Christophe a, dans son sac, des gobelets en plastique, du jus d'orange, des cacahuètes et même un pack de bières. Il prétend que c'est pour faire redescendre après la vodka. Nicolas sert trois verres de vodka/orange, nous trinquons à la santé de ce dernier en lui souhaitant un joyeux anniversaire !

L'alcool coule dans ma gorge, ça pique, ça me donne des frissons qui parcourent l'ensemble de mon corps. Mais ça réchauffe, ça brûle les joues ; c'est un feu ardent dans ma poitrine. Christophe sourit en me regardant, il me lance « *t'es un homme maintenant !* ». Nicolas me fait un clin d'œil en buvant son verre cul sec, je les regarde tour à tour et je fais de même. Ouais ! Je vais avoir 15 ans dans douze jours…

Le reste de la troupe arrive en chahutant, je me propose pour faire le service ; Christophe m'apprend à servir la dose juste. Lydie s'occupe de verser les cacahuètes dans une assiette qu'elle dépose sur le banc qui nous sert de table improvisée. Lydie ne boit pas d'alcool, Fabrice a prévu une bouteille de Coca pour sa sœur de 15 ans. Frédéric roule un gros trois feuilles en l'honneur de l'anniversaire de Nico.

La musique nous entraîne dans une danse que nous qualifions de chamanique. Nous tourbillonnons, nous trébuchons, nous rions comme des enfants, que nous sommes… Lydie reste près de moi, tout à l'heure elle m'a conseillé de faire attention avec l'alcool. Elle m'a dit : « *Tu es jeune, tu ne devrais pas les suivre* », j'ai souri en lui déposant un baiser sur le front.

Ce soir, je suis particulièrement clownesque; j'amuse la galerie et ça fait rire tout le monde. Les bouteilles de vodka sont terminées et le pack de bières trône sur le banc. Un énième joint tourne, je refuse pour la énième fois et je me sers une bière. J'ai la tête qui tourne légèrement mais, au fond, je crois que j'aime bien cet état. Entre conscience et inconscience, entre équilibre et déséquilibre…

Jeudi 23 mars 1989.

Il tombe des cordes, je termine une séance de fractionné. Gérard, mon entraîneur consulte son chronomètre ; il vient de m'annoncer que j'avais été retenu pour un stage régional durant les vacances de Pâques. Le président du club est venu me féliciter pour mes titres de vice-champion départemental et régional de cross.

Je cours, il est 20h et je dois retrouver Lydie. Nous avons prévu de nous rendre tous les deux chez Nicolas dont les parents sont partis en week-end de quatre jours. Lydie m'attend abritée sous le porche de la cathédrale, emmitouflée dans une grosse écharpe rouge. Nicolas habite près de la gare, sur la route, je demande à Lydie de m'attendre devant une épicerie. J'en ressors avec un pack de bières et une flasque de vodka. Lydie fait la moue, elle pense que ce n'est pas nécessaire de ramener de l'alcool et pourquoi avoir pris cette flasque. En rigolant, je lui rappelle que ce n'est pas ma mère et que nous ne sommes pas obligés de tout boire ce soir.

Nicolas nous ouvre dans un nuage de cannabis, tout le monde est déjà là, il ne manquait plus que nous… Une bouteille de vodka est posée sur la table basse et deux packs de bières sont ouverts au sol. Lydie me regarde en haussant les épaules, je lui souris en lui envoyant un clin d'œil.

Bob Marley chante *No woman no cry*, Fabrice et Christophe dansent, chacun un joint à la main. Je sers un jus d'orange à Lydie et je me verse un grand verre de vodka. Je prends cette première gorgée en renversant la tête, je ferme les yeux ; je me laisse bercer par la musique. « *Après l'effort, le réconfort* », j'aime bien cette expression, elle me donne bonne conscience. C'est vrai que je m'étais promis de ne pas boire avant le week-end. Cette promesse faisait suite à la cuite de samedi dernier…

Nous nous étions retrouvés avec Christophe et Frédéric et, après avoir fait les boutiques, nous étions ressortis avec une bouteille de champagne et deux Jenlain. Ce soir-là, je ne sais plus comment je suis rentré chez moi et le lendemain matin j'étais persuadé que j'allais me faire engueuler par mes parents. Mais rien… Je n'ai pas demandé mon reste, j'ai simplement imaginé que j'étais rentré sans faire de bruit ; comme un enfant sage… N'empêche que ça avait été assez angoissant de ne pas me souvenir de la fin de soirée, ça m'a laissé une boule au ventre durant toute la journée. Christophe et Frédéric m'ont juste affirmé que l'on s'était bien éclaté !

Il est 23h, j'ai prévenu mes parents que je dormais chez un pote car demain, il n'y a pas cours le matin. Pour le moment, je suis affalé sur le canapé, les yeux mi-clos ; j'écoute la musique, j'entends les voix, je suis là et ailleurs… Et dans cet ailleurs, je me sens bien, je suis calme, comme si l'alcool m'apaisait… comme si l'ivresse m'enveloppait d'une tiédeur rassurante, d'une douceur réconfortante… Ce soir, je ne saute pas partout, je savoure ce flottement qui me permet d'être là mais pas trop ; juste ce qu'il faut… Comme dans un rêve éveillé, les couleurs sont estompées, les sons sont tamisés ; tout est léger, tout est simple. Je crois que je m'endors… Paisiblement…

Jeudi 29 juin 1989.

L'école est finie ! La saison d'athlétisme s'est également terminée avec des championnats de France mi-figue, mi-raisin. En effet, après une saison durant laquelle j'ai été invaincu sur piste, j'achève celle-ci par une quatrième place. J'ai été très déçu sur le coup, puis je suis passé à autre chose…

Je me suis rapproché de Lydie depuis quelques semaines, nous nous voyons en dehors de la bande. Il est vrai que je suis différent lorsque nous sommes tous les deux. Moins fou-fou, moins fanfaron ; avec elle, je me permets d'exprimer ma sensibilité. Elle a essayé de me dissuader de rejoindre les potes ce soir, mais j'ai, malgré ses arguments, décidé de les retrouver dans le jardin derrière la cathédrale.

Ils sont tous déjà installés sur la pelouse lorsque j'arrive. Le soleil illumine encore la ville, il fait bon ; mes amis sont d'humeur joviale. Sandrine a installé une grande nappe sur l'herbe, Christophe prépare des cocktails. Ce soir, c'est soirée TGV ! Fabrice m'apprend qu'il s'agit d'un mélange de téquila, gin et vodka. Il me prévient que ce n'est pas terrible au goût mais que ça fracasse !

Après deux verres, nous sommes tous surexcités, Christophe et Fabrice dévalent la pente du jardin en cavalant ! Sandrine et Frédéric ont entamé une danse psychédélique pendant que Nicolas prépare un joint d'herbe. Quant à moi, je regarde ce petit monde évoluer, je me ressers un verre ; je bois en fermant les yeux.

Je ne sais pas l'heure qu'il peut être, la lune brille… Nous ne sommes plus que trois, Christophe, Fabrice et moi ; allongés autour de la nappe à carreaux rouges. Fabrice se lève pour aller vomir, cela fait rire Christophe qui le suit quelques instants après. Je me ressers encore un verre, un dernier pour la route. Je me dis que je suis sacrément veinard de ne pas dégueuler partout comme mes deux comparses.

Je suis seul dans le jardin, la cathédrale derrière moi est illuminée, la ville devant moi brille de mille feux. Ma vision est trouble mais j'ai l'impression de voir des détails que je n'avais pas aperçus auparavant. Je ne me souviens pas du départ de mes deux potes, m'ont-ils dit au revoir ? Je ne sais pas, peu importe. Je suis le roi du monde ! Le souverain de mon univers interne… Tout tourne autour de moi, dans une lenteur impressionnante ; je n'ai pas peur, au contraire, je me laisse entraîner dans ce tourbillon imaginaire.

Je me réveille, il fait jour, des oiseaux chantent. J'ai un horrible mal de crâne, une vraie casquette de plomb. Les premiers promeneurs arpentent le jardin, certains jettent un regard vers moi, à la fois étonné et culpabilisant. J'imagine que je vais sacrément me faire engueuler en rentrant à la maison. Par chance, mes parents travaillent aujourd'hui ; on verra bien ce soir !

Je ne suis pas très fier ce matin, au fond Lydie avait peut-être raison. Je ne me souviens pas trop de la soirée, comme si celle-ci avait filé sans moi ; je n'en étais même pas spectateur. Je n'étais rien… Enfin presque rien…

Jeudi 28 septembre 1989.

Il fait encore beau en ce début d'automne, je me suis posé dans un parc très peu fréquenté. J'ai rompu avec Lydie hier soir, et malgré ce que j'ai voulu laisser paraître, j'en ai gros sur la patate… Aujourd'hui, je ne suis pas allé à l'entraînement après les cours, j'ai préféré m'isoler. Je suis donc passé au supermarché pour acheter de la bière et j'ai filé me cacher.

Je me pose sur un banc, je glisse le pack de 6 bières en dessous et j'ouvre la première *Kro*. C'est la première fois que je bois seul, j'y songe un instant en me justifiant qu'il faut bien noyer son chagrin. Fabrice et Nicolas ont décidé d'arrêter de consommer de l'alcool ; ils ont pris cette décision durant l'été. Ils trouvaient que l'on buvait trop et ils s'étaient, tous deux, fait sermonner par leurs parents. Du coup, ils nous évitaient quelque peu ; mais, au fond, on s'en moquait...

La bande s'était donc considérablement réduite, nous n'étions plus que trois garçons, Christophe, Frédéric et moi. Nous avions investi une maison abandonnée le long d'une voie ferrée désaffectée. Nous en avions fait notre repère avec quelques chaises et une table bancale. C'est là que j'avais fumé mon premier joint à la fin du mois d'août. Bizarrement, cette première expérience n'avait pas été terrible ; en effet, je n'ai absolument rien ressenti. Cela avait été plutôt frustrant, moi qui m'attendais à un décollage immédiat. Eh bien, rien du tout ! J'étais resté sur le plancher des vaches. Je n'ai pas encore retenté l'expérience mais on a prévu une soirée le week-end prochain, Christophe doit avoir une bonne beuh.

J'essaie, malgré tout, d'être sérieux lors de mes entraînements ; j'ai une compétition importante début novembre. Il s'agit d'un cross international et j'aimerais réussir à obtenir une bonne place au classement final. Alors, je continue à m'entraîner quatre ou cinq fois par semaine et, pour le moment, je me sens plutôt bien physiquement. Mon entraîneur m'a d'ailleurs confié qu'un éventuel sponsor allait me suivre de près en ce début de saison. Je me suis dit : « *Chouette ! Des survêts gratos !* ».

En attendant, en cette fin d'après-midi, je suis là, à siroter mes bières... Bien loin des pistes, bien loin des cours, des parents. Éloigné de tous et de tout, sans aucun doute un peu éloigné de moi-même également. Mais je crois que j'aime bien ça, j'apprécie cet état second, ce spleen que je contrôle plutôt bien. J'attaque ma quatrième bière en allumant ma première clope de la journée. Je ferme les yeux, j'imagine la mer, j'imagine des musiques venues d'ailleurs, je rêve d'une nuit étoilée.

J'écris des poèmes en cachette, je me cache parce que c'est ringard d'écrire de la poésie. Enfin, c'est un truc pour les vieux, pour ceux qui n'ont rien à faire de leur vie. Mais au fond ai-je, réellement, quelque chose à faire de ma vie ?

Jeudi 28 décembre 1989.

L'année s'achève, j'arrête l'athlétisme... Je n'ai plus le désir de m'entraîner autant, j'en ai assez de courir après les podiums et autres médailles. J'ai pris cette décision le soir du réveillon, ça me trottait dans la tête depuis mon dernier cross. J'ai complètement raté ma course, je n'ai plus rien dans les jambes... Il faut bien avouer que, la veille, je m'étais sacrément alcoolisé.

À l'école, ce n'est guère mieux, les profs me saoulent, je les trouve inconsistants et ennuyeux. Alors, je ne fais pas grand-chose ; mis à part en français, matière où la prof arrive à susciter mon intérêt, notamment, pour les mots.

Christophe vient d'obtenir son permis, alors ce soir, on va arroser ça ! Frédéric ne sera pas avec nous, il est parti en vacances avec sa famille. Nous avons prévu de nous rejoindre au squat, ainsi nous pourrons nous abriter et faire un feu pour nous réchauffer. On aime bien se retrouver « *chez nous* », on pousse les murs pour en faire un château, on repousse les murs de notre conscience... On aime beaucoup discuter de notre condition d'humain, de la société dans laquelle nous sommes censés évoluer. La chute du mur de Berlin, la tuerie de l'École polytechnique de Montréal, l'exécution du dictateur roumain Nicolae Ceausescu, il y a trois jours...

Il est 17h et je m'apprête à me rendre chez Belette, c'est un grand qui vend du shit. Il m'aime bien, alors lorsque je monte chez lui pour me ravitailler, il m'offre toujours un verre et un joint. Du coup, nous restons souvent une heure à discuter ; d'autres passent pour acheter leur morceau et ils repartent… Il me sert toujours bien et son gosse de trois ans m'adore.

Il est déjà 18h30, lorsque je quitte l'atmosphère enfumée de l'appartement les yeux rougis par le « *maroco* ». Je file chez Aziz, l'épicier du coin de la rue, il m'avait gardé un pack de bières au frais. Christophe est en train de souffler sur les braises lorsque j'arrive ; notre cheminée de fortune fonctionne bien, nous sommes fiers de notre trouvaille… Un vieux tonneau avec une ouverture en bas et nous voilà avec un insert dernier cri ! Christophe s'affale sur le vieux fauteuil récupéré chez Frédéric et roule un joint en sifflant un air que lui seul connaît.

Je m'installe sur une caisse en bois, j'ouvre deux bières et je ferme les yeux… Ma prof de français m'a demandé, juste avant les vacances : « *Si tu devais t'imaginer dans dix ans, ce serait comment ?* ». Je lui avais répondu que je ne pouvais pas lui répondre comme ça, tout de suite, mais que je lui écrirai et lui transmettrai à la rentrée, au mois de janvier. J'avais écrit cette rédaction le soir même, trois pages, d'une écriture soignée. Dix ans, une éternité pour moi ; juste quelques secondes à l'échelle de l'univers, à l'échelle de l'évolution. Que pourrais-je révolutionner en si peu de temps ? C'est mon introduction...

Ça a été, également, notre sujet de discussion de ce soir, avec Christophe, nous avons façonné les dix prochaines années en buvant et en fumant. Nous l'avons monté, démonté et remonté, notre monde ! Nous l'avons idéalisé, rebaptisé, saccagé ! Comment imaginer un avenir qui commence par : « *Dans dix ans, si je suis encore en vie…* ». Pourtant, on est immortel à 15 ans ? Immortel et paradoxalement tellement fragile, fragile comme le monde…

Jeudi 29 mars 1990.

J'ai 16 ans depuis le 3 janvier, je crois que je suis en pleine crise d'adolescence… Je ne pensais pas que ça faisait si mal, je m'imaginais que cela aurait plutôt été une douce transition de l'enfance à l'âge adulte. En réalité, c'est une jonction sacrément difficile !

Je crois que je me réfugie dans ces paradis artificiels pour étouffer des émotions qui me submergent. L'alcool, le cannabis, seraient des produits pour canaliser le flux incessant de pensées, réflexions… Paradoxalement, le cannabis sans alcool attise le torrent de mon activité cérébrale ; mais je dirais de manière plus impavide. J'écris beaucoup, je lis également abondamment ; mais, encore un paradoxe, je ne fous rien à l'école ! Je suis, sans aucun doute, un cauchemar pour mes profs.

Je ne sais pas quoi faire de ma vie, de mon corps ; mes rêves sont enfouis dans les illusions éphémères procurées par l'alcool et le cannabis. Les adultes m'emmerdent avec leurs préoccupations frivoles, pendant que le monde se fout sur la gueule, eux débattent des derniers matchs de football et de leurs programmes télé favoris. Je les trouve ennuyeux pour la majorité.

Samedi dernier, j'ai passé la soirée chez Belette, je devais rejoindre la bande au squat mais je me suis attardé. Belette m'a à la bonne, il m'a invité à rester avec eux. C'est un privilège pour moi, en effet, ce sont des grands ; le plus jeune doit avoir 25 ans.

Lorsque je suis arrivé, l'appartement était complètement enfumé, cela m'a fait sourire car j'avais l'impression d'entrer dans un sauna ! Belette m'a accueilli comme l'un des leurs, il m'a servi un généreux verre de Jack Daniel's. C'est la première fois que je bois ce whisky au goût particulier, sec sans Coca ! Les joints tournent à une vitesse vertigineuse et me donnent le tournis, les verres de Jack défilent…

Les conversations autour de moi se font écho, je suis là mais je ne comprends pas tout de ce qui se raconte. Comme si mon corps était posé sur ce canapé en cuir mais que mon esprit était ailleurs. Dans un ailleurs que je ne connais pas, que je ne reconnais pas… Un autre monde ouaté, où tout est estompé, tout est travesti par mon cerveau qui galope. Du coup, je le laisse filer, de toute manière, je ne suis pas assez rapide pour le suivre. C'est ça ! Pour la première fois, je lâche prise ! C'est-à-dire que je laisse mon cerveau tranquille, sans essayer de tout comprendre, de tout intellectualiser. Je suis bien ainsi, je souris sans réfléchir, comme un imbécile heureux. Le mélange d'alcool et de cannabis me rend inapte mais béat ! C'est une formule magique, la potion d'Astérix le rendait fort, la mienne me rend heureux… Mes druides n'ont pas besoin de courir dans les bois pour préparer notre potion.

Je ne sais pas comment s'est terminée cette soirée, certainement bien puisque je me suis réveillé dans mon lit. Je me suis levé comme une fleur que l'on aurait piétinée mais sans blessure apparente. Les ecchymoses ne sont pas toujours visibles ; parfois elles poussent à l'intérieur. Ce sont des bleus de l'âme…

Jeudi 28 juin 1990.

Je me réveille devant la cathédrale, nous avons passé notre nuit dans la Ford Fiesta de Franck. Il fait un temps magnifique lorsque j'ouvre l'œil, le monument est illuminé par un soleil resplendissant, les oiseaux chantent et moi, j'ai un horrible mal de crâne !

Hier soir, nous avons passé le début de soirée dans une salle de jeux ; le patron est sympa et nous offre régulièrement ses tournées. Il n'a pas de licence pour vendre de l'alcool fort donc chez lui c'est à la bière !

Franck est un gars que j'ai rencontré récemment, il est à l'IUT (institut universitaire de technologie) d'Orléans, il est vif et nous pouvons échanger sur plein de trucs. C'est également un gros consommateur de cannabis. On se réveille à peine, qu'il roule déjà un joint tout en m'expliquant le principe du moteur à combustion et à explosion … Pour le moment, c'est notre cerveau que l'on explose à grandes bouffées de THC (delta-9-tétrahydrocannibinol) ! On parle de double zéro, de pollen, d'Afghan. Notre truc, c'est la résine même si l'on n'a rien contre un petit joint de beuh de temps en temps. Mais l'herbe, c'est pour les babas-cool et nous on explore plus la destruction que l'amour !

La conseillère d'orientation m'a demandé ce que je comptais faire après le collège ; elle m'a posé cette question avec un tel dédain que je le lui ai répondu : « *Terroriste, madame !* ». Du coup, elle m'a envoyé chez le directeur qui a décidé que je ferai un BEP (brevet d'études professionnelles) structures métalliques. La belle aubaine !

En fait, je n'ai envie de rien… Enfin, je suis trop jeune pour décider de ce que je voudrai faire dans cinq ou dix ans ! Je ne sais déjà pas ce que je ferai demain… Décidemment, les adultes doivent avoir pour mission de nous envoyer illico presto dans leur monde ! Nous projeter dans le grand bain, dans leur univers artificiel. Car, bien qu'ils s'imaginent évoluer dans la vraie vie, je vois bien, moi, qu'ils surnagent dans un environnement qu'ils ne maîtrisent pas du tout. En fait, ils font semblant de faire les grands mais ils sont, pour la plupart, complètement paumés ; au moins autant que nous autres…

Nous sommes là, posés devant cet édifice qui a nécessité tant de sacrifices humains pour louer un Seigneur qui ne leur a même pas rendu grâce… Et moi, je passe au scanner philosophique la communauté des adultes qui voudraient faire de moi quelqu'un. Au fond, leur monde, cette société, me fait horriblement peur ! Il y a quelques jours, un séisme a fait 37 000 morts en Iran et les adultes se demandent ce qu'ils vont bien pouvoir regarder à la télé pour se divertir ! Et l'on prétend que c'est moi qui ne suis pas sérieux ? Effectivement, dans ces conditions, je préfère ne pas être sérieux ; parce qu'en fait, ça ne sert à rien !

« *Il faut être toujours ivre, tout est là ; c'est l'unique question. Pour ne pas sentir l'horrible fardeau du temps qui brise vos épaules et vous penche vers la terre, il faut vous enivrer sans trêve.* »

C'est de Charles Baudelaire, il s'agit là d'une belle définition de la fuite. Fuir ce qui nous semble insupportable, échapper à ce qui nous paraît injuste mais sur quoi nous n'avons, finalement, aucun pouvoir décisionnel. Alors, effectivement, je crois que, le plus souvent possible, je m'exile d'une réalité qui m'effraie. Cela peut paraître idiot mais c'est la seule manière que j'ai trouvée pour exorciser mes brûlures internes.

Jeudi 27 septembre 1990.

Cela ne fait même pas un mois que j'ai commencé les cours, et ça ne m'intéresse pas… Mais pas du tout ! Je ne trouve aucun intérêt à ce que l'on veut m'apprendre.

Il est 17h, je dois passer récupérer 25 grammes chez Belette. Depuis peu, il a accepté de m'avancer du shit, cela me permet d'autofinancer ma consommation quotidienne. Ce qui est cool avec Belette, c'est qu'il me fait confiance ; je prépare mes barrettes chez lui, j'en coupe 10 dans mon 25g… Cela me laisse

5 grammes pour moi et 200 francs de bénéfice qui me servent pour les clopes et l'alcool.

Je fume de plus en plus, chaque jour, deux ou trois joints le soir en semaine et bien plus le week-end. Le cannabis me permet de m'évader, il me relaxe, il me fait oublier que je m'ennuie, que j'ai peur de l'avenir. Au fond, c'est un formidable médicament… D'ailleurs, depuis peu, je fume même lorsque je suis seul ; je me pose et me laisse bercer par cette nouvelle ivresse. Ma première consommation ne m'avait pas apporté grand-chose mais les suivantes ont été, pour moi, une véritable révélation ! C'était donc cela la drogue ! Un truc un peu magique, une substance interdite, un élixir anxiolytique, un produit hilarant ! Une pochette surprise !

La semaine dernière, un flic est venu au lycée ; il est intervenu dans le cadre d'une prévention anti-cannabis. L'intitulé de cette intervention m'a fait sourire, je me suis dit que le titre n'était pas très attractif pour une discussion de qualité… Le type est arrivé dans la classe en tenue de combat avec son gros flingue à la ceinture et il nous a fait une heure de morale. J'avais lu que Socrate disait : « *que l'homme ne fait jamais le mal volontairement car l'homme ne cherche que le bien, ou son bien, et que le mal n'est qu'une illusion qu'il prend pour le bien* ». Le cannabis était donc un produit dangereux qui conduisait inexorablement à consommer d'autres drogues dures comme l'héroïne… Puis sa consommation et son trafic amenaient en prison tout contrevenant à l'ordre social. Et moral… Pour clore son monologue, il nous a salués en nous conseillant de ne pas avoir affaire à lui !

Je sors de chez Belette, il est déjà 19h… Il m'a proposé de me faire un bon billet ce week-end en venant avec lui faire une livraison en Normandie. Plutôt flatté par cette proposition, j'ai immédiatement accepté…

Je rejoins Franck qui m'attend depuis plus d'une heure, je lui file ses deux barrettes et je roule mon quatrième joint de la journée. Franck pense que le cannabis permet d'être plus créatif, plus objectif sur la société. Je suis plutôt d'accord avec lui ; pour moi, il s'agit également d'un excellent anesthésiant émotionnel. Le shit m'aide à relativiser les évènements, à dépassionner les vicissitudes sociétales... Le gouvernement vient de décider d'envoyer des militaires faire la guerre dans le Golfe et je m'en fous royalement ! Les cours, mon avenir incertain, je m'en moque également ! C'est ça la puissance du shit ! Il donne les yeux rouges et rend le cerveau aérien et moi, j'ai besoin d'air, j'ai la nécessité de m'évader... Loin... Le plus loin possible...

Jeudi 27 décembre 1990.

C'est décidé ! J'arrête les cours... Après un premier trimestre catastrophique, j'ai annoncé à mes parents mon souhait de ne pas reprendre en janvier. Je vais avoir 17 ans et je ne sais absolument pas quoi faire de mon avenir. Mes parents m'ont prévenu : « *Trouve un boulot, tu ne resteras pas à la maison sans rien faire !* »...

En attendant, je profite de cette période d'entre deux fêtes. Enfin, j'abuse ou je m'amuse de cette période de fin d'année, alcool, cannabis. Cannabis, alcool... J'admets perdre le contrôle parfois, je ne me souviens pas de la fin de la soirée, je tombe en deux-roues, je me bats... Mais, au fond, n'est-ce pas normal à mon âge ? N'est-ce pas cela l'apprentissage ? Les expériences ? Je me cache derrière le privilège de l'âge.

Jacques de Bourbon Busset disait : « *Le privilège de l'âge est de pouvoir subordonner sa manière de vivre à ses idées au lieu d'asservir ses idées à un genre de vie imposée.* ».

J'ai rendez-vous avec Christophe, un pote lui a ramené du pollen d'Amsterdam ; il s'agit du shit à la mode en ce moment. Il est plutôt doux à fumer mais il défonce bien. Il a tendance à gonfler lorsqu'on le brûle, ainsi on a toujours l'impression de rouler de gros joints. Il y a aussi le double zéro mais il est plus cher et assez rare. La Rolls du shit !

Je me suis aperçu que tous mes amis fumaient, je ne sors plus qu'avec des consommateurs de cannabis. Toutes nos discussions sont orientées sur la résine, l'herbe, la confection de joints improbables… Nous édulcorons notre monde avec nos certitudes cannabiques ; nous arrondissons les angles de nos jugements acérés envers une société que nous rejetons en fumant des trois feuilles…

J'aime cette sensation de la fumée qui glisse le long de ma gorge, ce goût si particulier de la résine de cannabis. Son odeur prononcée qui envahit la pièce dans d'épais nuages blancs. Je suis assis sur le canapé chez Christophe, nous fumons notre deuxième, ou peut-être troisième, joint de la soirée…

J'ai commencé à me sentir mal, à avoir du mal à respirer, j'ai les membres et les muscles engourdis, mon cœur s'accélère... Je me pose plein de questions, ma vision est comme brouillée, j'ai un peu peur… J'aimerais que ça s'arrête ! Christophe me dit que je suis en train de faire un *bad trip*, il me rassure en me disant que ce n'est pas grave et que ça va passer. Mais moi, j'ai juste peur de mourir !

Au bout d'un temps, qui m'a paru interminable, je m'apaise, ma respiration redevient fluide, les battements de mon cœur ralentissent. Je suis extrêmement fatigué, encore quelque peu désorienté mais la tempête est passée… C'est exactement cette sensation, comme un ouragan, qui m'aurait traversé de l'intérieur. Une expérience terriblement angoissante, que je ne veux absolument pas revivre. C'est décidé, j'arrête de fumer !

Christophe rigole, il me raconte qu'il a prétendu précisément la même chose lorsqu'il a fait son premier *bad trip*. Tous les fumeurs ont expérimenté ce *mauvais voyage*, c'est normal, il s'agit d'une randonnée obligatoire…

Jeudi 28 mars 1991.

Serge Gainsbourg est décédé le 2 mars, j'étais dans la voiture de José avec Christophe lorsqu'on l'a appris… On allait à Deauville pour y passer le week-end lorsque le présentateur de la radio a annoncé la mort de l'auteur de *Fuir le bonheur de peur qu'il ne se sauve*. Du coup, comme un hommage à l'artiste, nous avons passé la soirée à boire du whisky et à fumer des gitanes. Une vie d'excès, d'alcool et de clopes…

Pour rassurer mes parents, j'ai trouvé un job dans une société de nettoyage industriel. Je fais le ménage dans diverses usines pour un salaire de misère. Ce n'est pas terrible mais je me rassure en me disant qu'« *il y a du mérite à faire ce qui convient, et non pas ce qui nous plaît.* » Il s'agit d'un proverbe latin du XVIIIème siècle.

Il est 6h30, je roule le premier joint de ma journée, je l'allume en partant travailler. Je ne consomme pas d'alcool la semaine, enfin très rarement, mais le week-end débute le jeudi soir. Effectivement, je ne travaille pas le vendredi et j'ai donc le privilège de jouir de week-ends de trois jours. Ce soir, je suis invité à une soirée pour l'anniversaire d'une amie d'un ami, d'un ami qui lui-même est ami avec moi… Grosso modo, je ne sais pas où cette fête se déroule ni qui y sera ; mais je m'en moque !

Il est 23h, Stéphanie vient de souffler 20 bougies entourée d'une trentaine de convives tous passablement alcoolisés. Les corps déambulent sur *The way you do the things you do* de UB40, les verres et les joints s'échangent, les discussions sont animées, les rires survitaminés…

Je suis là, assis sur un coin de canapé, présent mais pas trop. J'observe avec le filtre de la vodka et du cannabis ; j'analyse les interactions de cette microsociété enivrée, grisée par la jeunesse et l'insouciance. Cette indolence que je préserve avec les substances, que je chéris tant et que j'ai peur de perdre… Je ne sais absolument pas combien de verres j'ai consommés ; ce cocktail alcool/cannabis me va bien, je suis détendu et, peut-être, un peu plus sûr de moi.

Je me réveille, je n'ai aucune idée de l'heure qu'il peut être… Je ne me souviens pas de la fin de la soirée ni de ce que je fais dans cette chambre… Stéphanie est allongée près de moi, a priori, nous avons passé cette fin de nuit ensemble… J'essaie de me souvenir mais aucun élément ne remonte à ma conscience, je suis juste là, nu, dans le lit d'une inconnue. Je me lève doucement, je ne veux pas réveiller Stéphanie ; je n'ai aucune envie de discuter avec elle. Je rassemble mes affaires éparpillées au pied du lit et je file, sans bruit… J'ai honte de me défiler de la sorte mais que dire d'un moment dont je ne me souviens pas ?

Jeudi 27 juin 1991.

J'ai comptabilisé ma consommation de cannabis ce matin, je consume entre 10 et 15 grammes de résine par semaine, soit environ 50 grammes par mois. Cela ne me paraît pas énorme, à peu près une barrette par jour… Une partie est financée par la revente, j'assume le reste avec mon boulot en intérim. En effet, j'assure des missions provisoires, ceci me permet de ne pas travailler tout le temps. C'est compliqué pour moi de bosser pour un mec qui ne me respecte pas et qui, en plus, me paie comme un quémandeur… Mais, qu'ai-je fait pour mériter mieux que le SMIC ?

L'année scolaire s'achève… Parfois, je me dis que j'ai été complètement con de cesser mes études, d'avoir interrompu l'athlétisme… Passée la crise d'adolescence, que vais-je devenir ? Ma révolution aura-t-elle été vaine ? J'ai l'impression que les adultes ne me comprennent pas, ce sentiment d'évoluer dans un monde que je ne déchiffre pas. Peut-être est-ce dû au cannabis ? Quoiqu'il me semble qu'il en a toujours été ainsi…

La semaine dernière, je suis allé à la fête de la musique avec Christophe, nous avions prévu de nous mettre bien avec de la vodka avant de déambuler en centre-ville. Nous avons également roulé plusieurs joints pour la soirée avant de rejoindre un groupe d'étudiants dans un pub. Nous étions une petite dizaine, gars et filles mélangés, tous passablement éméchés…

Nous avons terminé la soirée dans un parc, une des filles du groupe, Sandrine, me passe une petite fiole en me disant que c'est du poppers. Je mets la petite bouteille à mon nez et j'inhale un grand coup, une grande vague de chaleur me traverse le corps de bas en haut. Je renverse la tête et je pars dans un fou rire… Une sensation intense d'ivresse me submerge, j'ai chaud, puis j'ai froid… Une sorte de vertige, tout tourne avec une douceur étrange, l'ivresse du poppers ! Quelques minutes après, les effets se sont estompés, le flacon a fait le tour plusieurs fois…

Ce soir, j'ai trouvé du dissolvant à ongles dans la salle de bain, j'ai pris la bouteille et l'ai montée dans ma chambre… J'ai imbibé un mouchoir que j'ai plaqué sur mon nez et je me suis laissé envahir par les vapeurs… Ce sont de nouvelles sensations, cette brève bouffée vertigineuse et stimulante, cette sensation de vive chaleur interne et cette euphorie… J'ai un peu honte de sniffer ce mouchoir mais c'est plus fort que moi comme si je devais m'anesthésier jusqu'à l'endormissement… Comme si je devais arrêter de penser, cesser de me sentir mal, incompris, inutile…

Je m'endors ivre de cannabis et de ce dissolvant maternel, je ne rêve plus, ni la nuit ni le jour... Mon imagination est fantasmée, au fond, je le perçois bien. Ma réalité est travestie par mes consommations mais je n'imagine pas, une seule seconde, vivre sans cannabis...

J'en ai discuté avec Christophe, il paraît qu'il n'y a pas de dépendance avec le cannabis, il semblerait que l'on peut s'arrêter dès que l'on veut, sans aucun problème... Pour l'alcool, il n'y a pas de problème également, je contrôle le billard. En plus, je ne bois jamais le matin et puis, je n'en consomme pas quotidiennement... Un alcoolique, ça s'enivre tous les jours et puis ça gueule un alcoolo... Ils me font trop pitié les adultes qui ne peuvent pas se passer de leur bouteille...

Jeudi 26 septembre 1991.

Cela fait un an que j'ai arrêté les cours, je bosse un peu, juste ce qu'il faut pour rassurer ma mère et mon beau-père. Cela me semble con qu'ils soient rassurés que je fasse un job complètement inintéressant mais c'est ainsi...

Françoise Dolto disait : « *Le champ imaginaire de l'enfant est absolument incompatible avec celui de l'adulte* ».

C'est vrai que je navigue sur des eaux à dix mille lieues de mes parents, je ne comprends ni ne conçois leur manière de penser. Je crois d'ailleurs qu'il en est de même pour eux...

J'enchaîne les joints et libère mes pensées aux volutes de fumée du cannabis. Et puis, il y a ce côté rebelle, cela me donne le sentiment de refuser la société qui m'est offerte, ces joints me rendent différent des autres. À moins qu'ils me rendent indifférent à moi-même. Au fond, je me fous de tout ; enfin, je me donne l'illusion de me foutre de tout car je crois que c'est exactement le contraire. Il me semble plutôt que je suis sensible à tout et que ce « tout », j'aurais aimé qu'il soit idéal. Le cannabis a au moins cette vertu de me donner l'inverse de ce que je ressens ; il a ce pouvoir antagoniste sur mes pensées. Et, en ce moment, c'est exactement de cela dont j'ai besoin…

Je suis attiré par tout ce qui peut modifier mon état d'être, tout ce qui peut convertir ma conscience. Je me repose sur une inconscience absolue, cela me permet de ne pas intellectualiser chaque mouvement sociétal, chaque impulsion externe… L'alcool a également les propriétés requises à cette libération de ma conscience, il me donne le sentiment de mieux maîtriser mes émotions.

Je pense à tout cela en allumant mon septième pétard de la journée, il est 18h30… Je crois que je ne suis même pas défoncé… Je suis juste las, là sur ce banc à me poser tout un tas de questions en consommant une substance qui est censée m'empêcher de penser…

J'ouvre une bière, la première de la journée… Et la magie opère… Je ne suis plus là, je suis déjà ailleurs. Dans un ailleurs plus douillet, plus sécurisant… Mes pensées s'évaporent et laissent place à une rêverie éthylique. Je me laisse bercer par l'alcoolémie et par cette ivresse cannabique. Je crois que, maintenant, je suis bien. Dans une bulle de bien-être qui me convient tout à fait, dans un monde parallèle où personne ne peut venir me chercher, un univers inconscient qui correspond à ce que j'attends… Juste ne plus rien ressentir, juste lâcher prise et me laisser entraîner dans une inconscience flamboyante !

Jeudi 26 décembre 1991.

Dans quelques jours, j'aurai 18 ans ! Je serai donc, au moins juridiquement, considéré comme un adulte.

Jacques Brel disait : « *ça n'existe pas les adultes, c'est une attitude. On ne finit pas de courir après les rêves qu'on a eus quand on était petits* ».

Quels sont mes rêves aujourd'hui ? Concernant ceux de mon activité nocturne, je me suis aperçu récemment que je ne me souvenais plus de mes rêves. Où sont-ils partis, dans quelles contrées mystérieuses se cachent-ils ? Je ne sais pas si cela est dû à l'alcool ou bien au cannabis mais j'ai le sentiment que mon sommeil a été bouleversé. Je dors correctement mais je me sens très souvent fatigué à mon réveil.

Concernant mes rêves éveillés, c'est un peu semblable, ils sont enfouis dans les méandres de mon inconscient. J'ai moins d'envies, je n'arrive pas à me projeter dans l'avenir.

J'ai commencé mes cours de code de la route, j'y vais régulièrement mais j'ai énormément de mal à assimiler ces notions. Effectivement, il m'arrive très régulièrement de fumer un joint avant d'y aller, du coup, je suis un peu perdu avec tous ces panneaux et autres concepts routiers.

En fait, actuellement, je ne fais pas grand-chose ; je me couche au petit matin et me lève à l'heure du déjeuner. Je me couche avec un joint que je rallume en me réveillant. Parfois, je me dis que je suis en train de foutre en l'air ma vie ; pendant que d'autres sont en cours et étudient, moi, je glande ! Voilà, c'est exactement la sensation que j'ai, au fond, je ne suis qu'un glandeur. Je crois que j'ai égaré ma volonté et ne veux pas faire deux pas pour la retrouver. Tout comme mes rêves, ma volonté s'est étiolée au fil des derniers mois, je ne crois plus en rien et surtout pas en moi-même…

Hier, c'était Noël, cette période, je ne sais pourquoi, me rend mélancolique malgré l'effervescence des gens, je cultive ce spleen et je m'y vautre. J'apprivoise ce sentiment qui, je crois, m'a toujours habité et je le cultive en l'arrosant d'alcool et en le saupoudrant de cannabis. J'ai l'impression d'errer sur terre et de faire semblant pour plaire aux gens et même si cela peut faire parfaitement illusion, je ne me plais pas à moi-même. En réalité, je suis totalement paumé dans cet environnement que je ne comprends absolument pas. Peut-être suis-je fou ou bien complètement idiot ?

Il est 19h07, dans ma chambre, j'ouvre discrètement une flasque de vodka que je mélange dans une bouteille d'orange premier prix. Cet élixir va me permettre de me trouver moins fou, moins con, moins tout… Il est 19h21, dans la rue, j'allume un trois feuilles et je recrache la fumée épaisse en souriant… Je crois que je suis bien ; enfin, une chose est certaine… Je suis mieux !

LE JEUNE ADULTE…

Jeudi 26 mars 1992.

Je viens de recevoir mes papiers militaires pour partir à la guerre au mois de juin, moi qui ne savais pas quoi faire de ma carcasse, je vais être servi ! J'ai appelé Christophe afin de lui annoncer et, pour fêter cela, on s'est donné rendez-vous ce soir avec pour promesse une bonne défonce.

Alfred de Musset affirmait : « *Les deux grands secrets du bonheur : le plaisir et l'oubli* ». Je suis exactement là-dedans, je recherche avec avidité le plaisir qui me mène à l'oubli. Je crois que je prends un réel plaisir à me défoncer, j'aime cette sensation d'ivresse, de lâcher-prise et de fuite. Une fuite pour cesser doit être colmatée et, actuellement, je ne sais pas comment faire autrement qu'en m'évadant souvent, très souvent, continuellement…

Je me dis souvent que les personnes de mon âge sont plus heureuses que moi, plus épanouies, plus tout que moi. On prétend que chacun a son rôle à jouer sur terre, mais moi, je n'ai pas envie de jouer ; je voudrais juste être tout simplement. Je crois que je consomme pour ne pas être obligé de jouer un rôle qui ne me conviendrait pas. Quant à être, je ne sais pas exactement qui je suis ; je ne me comprends pas, je n'arrive pas à suivre mes pensées alors oui, je fuis… J'aime la solitude autant que je la déteste, me retrouver seul c'est être confronté à moi-même alors je m'accompagne avec de l'alcool et du cannabis.

Aujourd'hui, je consomme seul, de plus en plus souvent et j'admets que j'apprécie ces consommations solitaires. Je m'aperçois que je n'aime guère les endroits dans lesquels il y a beaucoup de monde, je m'y sens oppressé, peut-être jugé. Mais comme j'ai appris que le cannabis rendait parano, je ne prête que peu d'attention à ce sentiment.

Je n'imagine absolument pas ma vie sans cannabis, je pourrais, éventuellement, la concevoir sans alcool mais pas sans mes joints. Cela me rassure car il n'y a pas de dépendance au cannabis contrairement à l'alcool.

On peut mourir de chagrin mais personne n'est jamais décédé d'avoir fumé du cannabis. C'est déjà ça !

Jeudi 25 juin 1992.

Me voilà débarqué au 32ème régiment d'artillerie à Oberhoffen-sur-Moder, la devise de ce régiment : « *Œil pour œil, dent pour dent* ». Tout un programme…
Cette incorporation forcée m'a contraint à diminuer drastiquement ma consommation de cannabis. En effet, je n'ai fumé que lors de ma première permission, la semaine dernière. Ma consommation d'alcool a, en revanche, considérablement augmenté ; le foyer de la caserne propose des bières à des prix défiant toute concurrence. Et puis, c'est juste normal ici de boire, tout le monde consomme. C'est presque culturel, un peu comme un mécanisme d'insertion, de communication et de convivialité.

Je tiens bien l'alcool, ce qui me confère, dans ces lieux, un statut particulièrement respecté. Nos capacités d'hommes se mesurent au nombre de verres de bière ingurgités au cours des soirées.

Je me plie à la discipline militaire afin de ne pas être emmerdé ; je n'ai pas d'aversion particulière pour ce cadre imposé. Au fond, je pense même que cela me fait du bien, ça change mon quotidien et renouvelle mes relations sociales. Cela me permet également d'avoir un rythme bien plus régulier que les mois précédents, je dors la nuit et m'active le jour ! Mon horloge biologique remet ses aiguilles en place… Le soir, je fais le pitre, complètement désinhibé, je fanfaronne comme un être que je ne suis pas. Je joue un rôle, sans difficulté particulière mais je camoufle ma sensibilité comme un animal traqué.

Hier soir, nous avons construit une pyramide avec nos canettes de bière, tel un trophée ; nous avons exhibé notre capacité à être des hommes. Ces pyramides, symboles de pouvoir pour les Égyptiens, nous les montons chaque soir à mesure que nous nous démontons.

J'ai eu une discussion avec un gars de ma chambre, il se dit ici que le capitaine est un pochtron. Il consomme dès le matin et est ivre mort chaque soir, c'est un alcoolique.

Nous nous sommes dit que nous avions bien de la chance de ne pas être comme lui, pour nous, l'alcool, c'est quelque chose de festif. On ne boira jamais le matin et surtout pas tous les jours. On ne veut absolument pas finir alcoolo comme ces pauvres types qui ne peuvent jamais s'arrêter… D'ailleurs, ce matin, je n'avais aucune envie de boire ; ça ne m'est même pas venu à l'esprit. Cela prouve bien que je ne suis pas alcoolique…

Jeudi 24 septembre 1992.

Bientôt quatre mois que je suis ici, j'ai pris mes marques ; je suis bloqué un week-end par mois au dépôt d'armes et de munitions. Les journées se déroulent un peu comme une journée de travail et le soir, je sors dans les bars du coin.

La semaine dernière, j'ai ramené 12 grammes de cannabis pour ma consommation. Je ne fume pas la journée mais m'octroie deux, trois joints le soir hors de la caserne. Je reste discret afin de ne pas attirer l'attention, seuls deux « colocataires » de chambrée consomment avec moi.

J'ai le sentiment que mes consommations actuelles sont légitimées du fait que je ne suis pas seul. Cela peut paraître idiot mais cela me semble moins grave de boire à plusieurs. Je pourrais prétendre même que ça me donne bonne conscience. Pour le cannabis, je n'ai pas ce sentiment, je peux fumer seul sans aucune culpabilité ; cela me paraît bien plus banal.

Le fait que je sois occupé la journée régule mes consommations mais également mon humeur. Effectivement, je cogite bien moins et, du coup, je ressens moins d'anxiété.

Dans le discours de la méthode, René Descartes disait « *Je pense donc je suis.* » ; et lorsque l'on pense trop ? Lorsque l'on n'arrive pas à suivre ses pensées ?

J'ai besoin d'un joint ce matin, j'ai repéré un endroit où je peux être tranquille pour le fumer discrètement. Juste avant la levée de ce satané drapeau… L'effet du cannabis est quasiment immédiat, il m'apaise en quelques secondes ; il a cette vertu de me rasséréner. J'aimerais avoir ce même pouvoir sur moi-même mais ce n'est pas le cas, alors, je fais comme je peux. Au fond, je suis conscient que cette consommation matinale n'est pas normale et que derrière cette apparente anormalité se tapit un mal-être. Néanmoins, je n'arrive pas à mettre de mots là-dessus. L'exprimer serait, peut-être, aveu de faiblesse et il n'y a pas de place pour les faibles à ce qu'il paraît. Ainsi, il est plus simple de ne rien montrer, de faire semblant ; cela rassure les gens et certainement que ça me conforte moi-même.

Depuis tout petit, je ressens cette fragilité comme le mauvais sort d'une mauvaise fée qui se serait penchée d'un peu trop près sur mon berceau. Catalogué très tôt d'hypersensible, mais c'est quoi cela au fond ? Comment cela se soigne ? Est-ce une maladie du corps, du cerveau, de l'âme ? Quelle science s'intéresse à la sensibilité humaine ?

Le drapeau bleu-blanc-rouge se lève sur un ciel complètement dégagé ; je suis, quant à moi, emprisonné dans le tourbillon de mes questionnements existentiels. J'aimerais être aussi libre que cet étendard se laissant aller au vent automnal. Aussi léger que lui…

Jeudi 24 décembre 1992.

Réveillon de Noël à la caserne… Ce soir, c'est fête au dépôt d'armes et de munitions ! Whisky, vin et autres liqueurs accompagneront notre repas. Nous sommes une douzaine de soldats à partager cette soirée traditionnellement familiale.

Il est 2h du matin, nous sommes le 25 décembre ; je traîne mon ivresse en ce lieu fermé et surprotégé. On a trinqué toute la soirée : « *À ta santé* », comme si nos breuvages nous immunisaient de la mort. Je me retrouve seul, le ciel alsacien est particulièrement dégagé et constellé d'astres luisants.

J'allume le premier joint de la journée en scrutant cet univers magnifique et étrange, les étoiles dansent dans les cieux de cette nuit hivernale. Le cannabis améliore mon rapport à cette nature simple, les sons sont tantôt amplifiés, tantôt assoupis ; mes sens sont globalement exacerbés. Est-ce une réalité ou simplement l'expression de l'alcool et du cannabis dans mon organisme ? J'ai moins cette impression de porter mon corps comme un vêtement trop grand, tout est bien dans le meilleur des mondes.

« *Le meilleur des mondes* », comme le titre d'un célèbre roman d'anticipation d'Aldous Huxley. La société de consommation, la servitude volontaire, la drogue, le confort, l'ennui, le bonheur, le vice, l'amour et la fidélité, le travail, les inégalités, le prix de la liberté, la solitude, tous ces thèmes sont abordés dans cette dystonie.

Sous cette pluie d'étoiles, je pense à ce roman, à cette société dans laquelle je suis censé grandir. Au fond, je crois que je n'ai pas vraiment envie de grandir ; je crois même que cela me fait peur…

Ici, je consomme quotidiennement ; mes journées sont rythmées par l'attente du quartier libre libérateur ! Je me lève le matin avec la certitude de me mettre bien le soir ; c'est ma récompense. Comme un enfant le matin de Noël !

Cela signifie quoi se mettre bien ? Il me semble que ça désigne une pause temporelle qui me permet de me ressourcer, de m'apaiser et de m'anesthésier. Mon bonheur actuel réside dans ce que l'on nomme vulgairement la défonce, j'y éprouve énormément de plaisir. C'est ce bien-être que je recherche chaque soir en sortant de cette caserne ; ces moments hors du temps, hors de mes réflexions, hors du sol… Je travestis ma réalité pour la rendre plus agréable, plus colorée, plus tout ! De ce tout, je tire un plaisir éphémère mais salutaire et j'admets que, pour le moment, cela me va bien ainsi. Même si je sais bien que ce n'est pas ainsi que je pourrai construire ma vie. Mais cela veut dire quoi « *construire sa vie* » ? Je n'ai rien demandé, moi, je ne veux rien construire…

Cela me renvoie aux souvenirs d'une prof de français qui m'avait un jour écrit : « *La vie c'est construire, se construire et non détruire* ». Elle m'avait naïvement demandé ce que je désirais faire de ma vie, je lui avais répondu « *Terroriste, Madame* ». C'était sans doute avec l'objectif de la provoquer et cela avait fonctionné puisqu'à la fin de l'année j'avais reçu ce courrier dans lequel elle me proposait de me mettre en relation avec le directeur du théâtre de Chartres. Je n'y suis jamais allé, je crois que je me suis très simplement dégonflé. Comédien ou terroriste, il était bien trop compliqué pour moi de choisir…

Jeudi 25 mars 1993.

Dans deux semaines s'achève mon service militaire ; cette incorporation se sera déroulée sans anicroche, j'appréhende un peu ce retour à la vie civile. J'admets, aujourd'hui, que ce cadre militaire, me rassure ; il m'assure une certaine stabilité, que j'ai rarement ressentie.

« *Qui dit équilibre dit menace qu'il se rompe. Aucune stabilité n'est jamais qu'équilibre.* » Maurice Druon.

Je pressens, moi-même, la précarité de cet équilibre ; comme un château de cartes, cette apparente stabilité peut s'effondrer à la moindre bise émotionnelle.

J'ai prévu d'envoyer des *curriculum vitæ* dans les services de psychiatrie de divers hôpitaux, j'aimerais postuler à un emploi de brancardier. Pourquoi la psychiatrie plus qu'un autre service ? Il me semble que la psychiatrie constitue une médecine morale qui s'intéresse à l'être humain pris dans sa globalité. L'être humain me passionne, le cerveau, cette machine sophistiquée et complexe, me fascine. Si j'avais été un peu plus assidu lors de ma scolarité, j'aurais aimé me diriger vers cette spécialisation de la médecine.

Il est 20h27, je suis sorti avec Jérémie dans un bar près de la caserne. Notre dernière permission est pour demain, alors ce soir, c'est whisky ! L'avantage de cette boisson, c'est qu'elle m'étourdit plus rapidement que la bière. Et puis, c'est très bonhomme comme liquide ; cela m'érige au rang d'homme ! D'ailleurs, dans tous les téléfilms américains, les hommes, et même quelques femmes, se versent une bonne rasade de ce breuvage après leur journée de boulot. Alors, pourquoi pas moi ?

23h et quelques minutes… Nous sommes assis sur le trottoir, ivres et heureux ! Il fait frais ce soir, mais l'élixir dont nous sommes imbibés nous réchauffe corps et âme…

Avec Jérémie, nous sommes sur la même longueur d'ondes, nous recherchons la tranquillité, loin de toute foule hurlante. J'allume un gros trois feuilles, en tirant avec avidité sur ce joint, je m'éloigne un peu plus de la réalité. Je plonge dans un nouveau monde qui n'appartient qu'à moi, cela peut sembler complètement égoïste de s'octroyer un monde qu'à soi. Mais, c'est dans un univers illusoire que je me sens bien, je le façonne en consommant des produits qui me permettent de traverser les frontières de la conscience.

Je me suis aperçu, récemment, que toutes mes conversations tournaient autour du cannabis, de l'alcool, ou de tout ce qui pouvait défoncer. En fait, je crois qu'il n'y a presque plus que cela qui m'intéresse ; le reste ne me paraît que futilité. Pourtant, lorsque je suis un peu plus objectif, je le sais bien, au fond, que mon existence ne peut se résumer à ça. Bien sûr que ma vie ne pourra absolument pas se construire ainsi, il s'agit là d'une évidence qui me terrorise.

Mes craintes concernant mon avenir s'estompent lorsque je consomme, comme un cercle vicieux. J'apaise mes appréhensions avec des produits qui ne règlent rien. J'ai l'impression que je ne fais que reculer une échéance, car, effectivement, un jour, il faudra bien que je sois confronté à la vraie vie…

Jeudi 24 juin 1993.

J'ai repris mes activités civiles, ce qui ne signifie pas grand-chose pour le moment. J'ai postulé pour une place d'ouvrier à la Ville de Paris et j'attends les résultats dans les jours qui viennent. En attendant, je fais ce que je sais faire le mieux : rien…

J'ai légèrement réduit ma consommation d'alcool au profit d'une augmentation de celle de cannabis. Après tout, je me dis que cela n'est pas bien grave, je vais bientôt entrer dans la vie dite active et je serai donc, par la force des choses, contraint de limiter mes usages de substances psychoactives.

Il y a quinze jours, j'ai eu un petit accident de voiture ; les circonstances ont fait que je me suis retrouvé chez le conducteur du véhicule que j'avais embouti.

Je me suis rapidement bien entendu avec Damien, dealer notoire, qui m'a vite pris à la bonne. Je passe la majorité de mes fins de journées et soirées chez lui à fumer des joints tout en discutant de mille et une choses.

La semaine dernière, j'ai eu l'occasion de prendre un ecstasy avec Damien. Cela a été une expérience vraiment intéressante. La pilule était estampillée d'un logo *Peace and Love*, Damien m'avait promis une nouvelle aventure des plus sympas.

J'ai d'abord été un peu frustré après l'absorption, aucun effet après 10 minutes, 20 minutes… Je me suis simplement imaginé que mon organisme n'était peut-être pas réceptif à ce genre de molécules.

Nous prenons la voiture afin de nous rendre dans une soirée, toujours sans aucun de ces effets prometteurs… Lorsque je sors de l'auto, tout se met à tourner, je panique un peu et m'appuie sur le capot. Puis, d'un coup, je me sens terriblement bien, serein, complètement relaxé. Ma mâchoire semble un peu bloquée mais, peu m'importe, je n'ai pas spécialement envie de parler pour le moment. Je savoure la montée de l'ecstasy…

Tout au long de la soirée, je me sens exactement à ma place, tout le monde est beau et gentil. Les conversations sont passionnantes, je suis dans un état de quiétude que je n'avais, jusqu'alors, jamais ressenti. Nous avons bu un peu et fumé quelques joints tout en échangeant sur des sujets tout aussi sérieux que superficiels.

Charles Baudelaire disait : « *Le haschisch sera, pour les impressions et les pensées familières de l'homme, un miroir grossissant, mais un pur miroir.* »

Le cannabis, à en croire Baudelaire, ne travestirait rien ; il ne refléterait que nos réalités avec une loupe… Le shit me permettrait-il donc de mieux percevoir les choses ? De mieux les appréhender ? Parfois, j'en suis persuadé mais, à d'autres moments, beaucoup moins. J'ai, quand même, cette sensation, parfois, d'être à côté de la plaque. Je me dis, également, que si je consomme du cannabis c'est justement pour modifier mon quotidien. Un ordinaire qui ne me plaît guère, qui m'ennuie et qui m'indiffère.

Jeudi 23 septembre 1993.

Lundi prochain je commence à bosser pour le service des canaux de la ville de Paris. Je ne sais pas si j'y resterai mais, en attendant, j'ai un boulot fixe !

J'ai passé l'été avec Damien, entre les allers-retours pour livrer ses clients et les soirées fumettes… Je découvre de nouveaux horizons, j'apprécie cette vie que mène Damien. Son quotidien demande une sacrée organisation et j'apprends à m'ordonner moi aussi. On consomme peu d'alcool, juste quelques verres, le soir, après les affaires. Comme dans les films après une journée de travail !

Je fume beaucoup de cannabis, entre 8 et 12 joints par jour. Cette consommation, bien que je perçoive qu'elle est importante, ne me handicape pas spécialement. Ma capacité d'adaptation me surprend ; où que j'aille, je m'ajuste à la situation. Je développe, également, un sens aigu de l'intuition. En effet, je me suis aperçu que le ressenti de l'émotion pouvait m'aider à augmenter une forme d'intelligence intuitive.

Quel rôle peut bien avoir le shit là-dedans ? Y a-t-il un lien entre le cannabis et les émotions ?

Il est 2h37, je me suis réveillé en sursaut et en sueur… Un rêve est venu secouer mon sommeil, moi qui ne me souviens quasiment jamais de mes rêves. J'étais dans une voiture, à vive allure, et je renversais tout ce qui croisait ma route. Lampadaires, mobilier urbain, les autres véhicules… Je stoppe net devant une poussette et je heurte le pare-brise avec ma tête. Je me réveille sur le pare-brise fissuré… J'aimerais savoir ce que peut bien signifier ce cauchemar, quel message de mon inconscient indique-t-il ?

Freud disait : « *Le rêve est la satisfaction d'un désir.* » Quel désir se cache derrière ce rêve ? Et quelle satisfaction en tirerais-je ?

Je rallume le joint déposé dans le cendrier, je tire une énorme latte et recrache un halo de fumée épaisse. Comme les Indiens avec le calumet de la paix, mon joint me permet de faire la paix avec moi-même. Il m'offre la possibilité de me reconnecter et de m'apaiser instantanément. Je chasse mes démons à grandes bouffées de THC, comme une plante mystique, le chanvre me transfère dans un monde plus ouaté. Je me plonge avec délectation dans la confection d'un joint compliqué. Cette composition nocturne m'apportera le sommeil du juste… C'est exactement ça, le cannabis, je l'utilise également comme un doudou. Il m'aide à l'endormissement…

Je n'ai pas mémoire d'avoir possédé un doudou lorsque j'étais enfant ; du reste, je n'ai que très peu de souvenirs de mon enfance. Cette période de mon existence est enfouie dans les dédales de mon cerveau. Tout comme mes rêves, j'ai perdu mon enfance. Comme un être égaré, je recherche mon origine à travers mes rêvasseries. Mon inconscient, lui, a certainement accès à ces souvenirs…

Je ferme les yeux en écrasant ce joint noctambule, le soleil commence à poindre derrière les rideaux. Je m'endors…

Jeudi 23 décembre 1993.

Cela fait bientôt trois mois que je travaille pour la mairie de Paris ; je viens d'emménager chez un pote, Aimé, qui vit place de Clichy. Je me suis rapidement intégré au boulot, le travail se fait le matin ; après c'est apéro et plus cool l'après-midi…

L'apéritif au travail est une véritable institution, les choses sont bien organisées. Il y a du whisky et du Ricard, et c'est 5 francs le verre. Fabrice tient les comptes d'une main de maître, et lorsqu'il y a du bénef nous avons le droit à la bouteille gratuite, généralement le vendredi.

Ici, tout le monde consomme. Un ouvrier ça boit, picoler est gage de virilité ; celui qui refuse de prendre un verre est considéré comme « *un petit pédé* ». Donc, c'est deux ou trois apéros chaque midi et un peu de vin en mangeant. Le vendredi, c'est relâché, quatre ou cinq apéritifs et un peu plus de vin et/ou de la bière. On mange pour 5 francs et on boit pour 10, 15…

Cependant, je fume mes joints en cachette, les collègues considèrent le shit comme une drogue et leurs avis sur la question semblent très, très négatifs. Je consomme un joint en allant bosser, un le midi et quelques-uns le soir. Le soir, je ne consomme pas d'alcool, tout au moins la semaine ; ce que je bois au travail suffit largement…

Je vais avoir 20 ans dans quelques jours… « *Les enfants et les fous s'imaginent que vingt francs et vingt ans n'ont jamais de fin.* », il s'agit d'une citation du XVIIIe siècle.

Lorsque je fais une connerie, je me dis : « *ça va, t'es jeune, tu as le privilège de l'âge* ». Mais, au fond, je sais bien que je n'ai le privilège de rien du tout. Simplement, je me donne bonne conscience en imaginant que ce n'est pas important. Lorsque je me prends une cuite et que je ne me souviens de rien, ça me rassure de me dire qu'il faut bien que jeunesse se passe… Mais, ces black-out me mettent réellement mal à l'aise. C'est horrible de ne pas se souvenir de ce que l'on a pu dire, faire ou commettre. Cela m'arrive de plus en plus fréquemment et j'avoue que ça m'inquiète un peu.

Je me suis aperçu récemment que je consommais tous les jours de l'alcool et du cannabis. Bon, ce n'est pas mortel mais, malgré tout, je me faisais la réflexion avant-hier matin. Il est vrai que, ce matin-là, je me suis réveillé encore ivre de la veille. J'ai téléphoné au travail en prétextant une rage de dents. Je me suis dit: « *Fini, je ne me défonce plus autant avec l'alcool !* », mais hier, il y avait Dom qui payait son coup pour son anniversaire. Évidemment, je ne pouvais pas refuser…

Il est 21h17, je roule mon dernier joint de la journée, demain je commence à 7h45 et je suis crevé. J'ai fumé six pétards aujourd'hui et j'ai bu trois verres de whisky et deux verres de vin. Cela ne me paraît pas énorme, même si j'ai, malgré tout, conscience que tout le monde ne consomme pas autant. Mais j'ai des collègues qui boivent bien plus que moi et depuis bien plus longtemps. Donc je me dis que j'ai de la marge. J'ai besoin de mon cannabis pour m'endormir le soir, je n'en avais plus, un soir, la semaine dernière, et j'ai dû boire une bière pour trouver le sommeil.

Après tout, il vaut mieux fumer un gros pétard pour s'endormir que de prendre des somnifères. Je ne tiens absolument pas à ressembler à ces zombies bourrés de cachets et complètement incapables de réfléchir.

Jeudi 24 mars 1994.

« *Je voulais fumer la dope, prendre de la dope, sucer de la dope, baiser de la dope, tout ce qui me tombait sous la main, je voulais l'essayer… Hey, mec, c'est quoi ? J'essaie ! Comment tu fais ? Tu le suces ? Non ? Tu l'avales ? Alors j'avale !* » (Janis Joplin, 1970).

J'ai goûté de la cocaïne le week-end dernier, c'est trop bon ! Je suis allé dans une soirée avec Damien, il y avait de l'alcool, du shit et de la coke. J'ai commencé par refuser le trait de cocaïne que l'on me proposait et puis… Je me suis laissé tenter. Cette rencontre a été magique ! Tout est bien avec cette drogue, je suis le même mais en mieux. J'ai envie de faire plein de trucs, de discuter avec tout le monde, d'être pote avec la terre entière. Je suis complètement décomplexé, je suis hyper vigilant, sensible à la moindre vibration émotionnelle.

Et puis, encore un avantage avec la coke, l'alcool ne saoule pas ! Enfin, j'ai bu énormément mais je n'étais pas complètement ivre mort. On m'avait prévenu que la redescente serait dégueulasse et bien… Même pas !

Il y a un côté très cool à sniffer de la cocaïne, c'est quand même très classe. La drogue des riches et de la finance. C'est bien plus chic que l'héroïne…

Ma copine, Morgane, prend de l'héro mais moi, je ne veux pas toucher à cette merde ! Je me souviens des toxicos de la porte de Vanves quand j'étais petit. Avec leur garrot autour du bras dans la cage d'escalier, ils me faisaient un peu peur quand même… D'ailleurs, je me suis juré de ne jamais prendre d'héroïne ; je me suis promis de ne pas tomber aussi bas.

Ce soir, je suis seul dans l'appart de la place de Clichy ; je me suis acheté une flasque de whisky et une bouteille de Coca-Cola. Je ne mange pas trop le soir, j'ai la flemme de cuisiner et j'en ai un peu marre des sandwichs. Je crois que j'ai un peu maigri. C'est vrai, au début, le cannabis me donnait super faim. Je pouvais engloutir d'énormes sandwichs avec du steak haché à n'importe quelle heure du jour et de la nuit. Ceci est beaucoup moins le cas à présent, je pense même que le shit a tendance à me couper l'appétit.

Je suis allongé sur mon lit, un joint aux lèvres, il est 23h et quelques minutes, je viens de terminer ma flasque… Les étudiants manifestent pour exiger le retrait du projet gouvernemental de CIP (contrat d'insertion professionnelle), il y a eu l'ouverture, à Versailles, du procès de Paul Touvier pour crimes contre l'humanité pendant la Seconde Guerre mondiale. Et moi, je suis là, posé sur ma literie à me laisser bercer par la rêvasserie. Loin de tous les évènements, loin des tourments, loin tout court…

Parfois, je voudrais partir, je ne sais où, dans un ailleurs plus doux. Parfois, je souhaiterais ne plus ressentir la souffrance des gens et mes propres tourments. Le meilleur moyen de transport vers ces ailleurs, je le trouve avec les drogues, licites et illicites. Je prends des allers-retours pour ces contrées aseptisées et réconfortantes. Le retour peut parfois être un peu brutal, mais, au fond, peu importe. J'y trouve bien plus de bénéfices que d'inconvénients. Je suis comme un globe-trotter de l'inconscient, je recherche cet état pour ne pas trop souffrir. Tout simplement, je crois…

Jeudi 23 juin 1994.

Morgane a fait une overdose d'héroïne, seule, chez elle… Elle m'avait juré qu'elle ne consommerait plus lorsqu'elle serait seule. Elle en avait assez de cette « *saloperie* » d'héro.

« *La mort ne passe-t-elle pas pour être aux maux le plus efficace des remèdes ?* »,
Euripide.

Quel rapport entretient-on avec la mort en consommant des drogues ? Quelle danse macabre entame-t-on ? Sommes-nous, simplement, conscients des enjeux ?

Paradoxalement, j'ai très peur de mourir ; cette éventualité me tétanise. J'ai, pourtant, conscience que, parfois, je me mets en danger. Je sais parfaitement que conduire défoncé est potentiellement dangereux pour les autres et pour moi-même. Mais, lorsque je suis grisé par l'alcool et le cannabis, tous ces concepts de sécurité routière s'évaporent. Je suis, alors, persuadé que je suis en pleine possession de mes moyens. Bien entendu, le lendemain, j'en suis bien moins convaincu. Peut-être que si je me défonce, c'est pour conjurer la mort ? Comme pour lui dire : « *Je me joue de toi !* ».

Ce soir, je me sens bien seul, le cœur lourd, l'âme en peine. Je n'ai envie de confier ma douleur à personne. J'ai la sensation que nul ne peut me comprendre, m'entendre… Peut-être ai-je tort ? Mais, quoi qu'il en soit, je désire rester à cuver mon chagrin en solitaire. Comme un anachorète anesthésié par l'alcool et le shit, je mâchonne mon désespoir. Je bois beaucoup et je fume énormément, je consomme pour deux. Mais, je suis seul, terriblement seul…

Je sais pertinemment que demain rien n'aura changé. Je sais que malgré les verres absorbés et les joints fumés, la mort ne fera pas marche arrière. Même si je m'endors avec l'espoir que tout cela n'est qu'un cauchemar, un *bad trip* supplémentaire. Je bois jusqu'à l'oubli, jusqu'au black-out. Je veux arrêter de penser, cesser de respirer trop fort, stopper mes réminiscences funèbres. Je ne voudrais plus « être » !

Je me suis promis de me défoncer jusqu'à ramper au sol… Ma tête tourne, tourne, mes jambes ne me supportent plus, moi-même, je ne me supporte pas. Mon corps tremble, comme secoué par des spasmes émotionnels. Mes yeux sont humides, traversés de visions lointaines et de larmes salées. Mon âme saigne, comme une hémorragie de tristesse, des flots de mélancolie se répandent sur les parois de mon cœur serré. Alors, je rampe, je me traîne jusqu'au frigidaire… Il est là, mon médicament, mon pansement… Dans cette bouteille se trouve le remède à tous mes maux. Mon élixir magique, l'antidote de mes afflictions.

Je m'endors à même le sol, recroquevillé comme une bête blessée. Je me suis ouvert l'arcade contre le lavabo. Je n'ai pas le courage d'appliquer une compresse sur mon œil meurtri, je ne peux plus rien faire à part rester là. Je ne veux plus rien faire, je veux juste m'évanouir pour cette nuit, ou pour la vie…

Je rêve d'un rire, comme une symphonie de vie. Je rêve d'un sourire, comme une promesse de vie. Je rêve d'un regard, comme un miroir vivant…

Jeudi 22 septembre 1994.

J'aurais aimé être un artiste… Les artistes ont certains privilèges, on leur excuse tout. Mais je ne suis qu'un saltimbanque qui jongle avec ses émotions selon les situations. Un jongleur, bien maladroit.

« *Un beau parleur, c'est un homme qui jongle très bien avec des boulets vides* », Jules Renard.

C'est un peu cela, j'ai souvent l'impression d'être un usurpateur, de jouer un rôle qui, au fond, ne me convient pas du tout. Un imitateur de ma propre existence…

Samedi soir, 23h et quelques, dans une boîte parisienne, alcool, cannabis, cocaïne… Verre, joint, paille, dans des toilettes… Black-out… Réveil, dimanche matin, 11h27…

Je me réveille dans les draps d'une parfaite inconnue, je n'ai aucune idée de ce que je fais ici, ni comment j'y suis arrivé.

C'est cela qui est terrible avec les black-out, cette perte totale de contrôle sur moi-même. Comme si je n'étais plus maître de mes décisions ni de mes actes. Juste une marionnette manipulée par l'effervescence des produits consommés. C'est très paradoxal quand même, je cherche à me déconnecter d'une réalité et je déteste, pourtant, cette perte de contrôle.

Indira se prépare un rail de coke au réveil, après tout, pourquoi pas, il est déjà 13h passé… Avec la cocaïne, je n'ai plus l'impression de jouer un rôle ; je suis le rôle. Elle me procure cette souplesse d'esprit qui me permet d'être qui je veux, et ceci, avec une facilité déconcertante. J'ai l'impression que cette drogue me calme, qu'elle assure une fonction de modérateur émotionnel. Le problème, avec la coke, c'est qu'une ligne en appelle une autre, qui en désigne une énième. En fait, on ne s'arrête que lorsqu'il n'y en a plus une trace…

Cela va bientôt faire un an que je bosse pour la mairie de Paris, ce n'est pas très intéressant mais je m'y fais. Tout est prétexte à boire au boulot, une naissance, un anniversaire, une promotion, le décès du chien…

J'ai toujours la sensation de maîtriser ma consommation. Je ne suis pas ivre tous les jours, je peux, même, parfois, ne pas boire pendant deux ou trois jours.

Le cannabis est mon péché mignon, je pourrais tout arrêter mais certainement pas le shit. Il m'aide à tout, à me lever, à travailler, à me coucher… Et puis, ça fait un peu rebelle de fumer des joints ; ça fait un peu : « *J'emmerde la société* » ! Tandis que l'alcool, ça fait plutôt : « *Je renonce à la société* » …

J'ai remarqué que mon état d'esprit avait une influence sur les effets des produits que je consomme. Si je suis triste, l'alcool va me plonger dans une douce mélancolie. Le cannabis va atténuer les douleurs psychiques. Si au contraire je suis jovial, ces deux produits agiront de manière à amplifier cet état agréable. Au fond, les drogues tirent les ficelles de mes émotions et je suis le théâtre de ces sensations. Qu'elles soient positives ou négatives, je ne suis que le réceptacle de mes émotions. Je crois bien que, naturellement, je n'ai aucun pouvoir sur leur gestion…

Jeudi 22 décembre 1994.

C'est bientôt les fêtes de fin d'année et je suis en congé. Ce mois de décembre a été compliqué au boulot, je m'aperçois que les sollicitations à boire sont nombreuses à cette période de l'année. Bien entendu, je pourrais tout à fait refuser, mais je ne tiens, absolument pas, à être exclu du groupe. Cela peut paraître con, mais j'ai un rang à tenir dans ce microcosme professionnel. Je crois que je suis plutôt apprécié, autant pour mes qualités professionnelles que pour mes facultés d'adaptations éthyliques.

« *Il y a plus de philosophie dans une bouteille de vin que dans tous les livres* », Louis Pasteur.

J'admets douter, souvent, de cette maxime de Pasteur… Il me semble que, parfois, notre niveau intellectuel est fortement contrarié par la consommation d'alcool. Même s'il peut m'arriver d'avoir l'illusion d'éclat de génie, je crois sincèrement que mon cerveau se ramollit à mesure que mon taux d'alcoolémie augmente. Ceci est quasiment mathématique, je perds dix points de quotient intellectuel (QI) par gramme d'alcool dans le sang… Même si ce concept est, très largement, imagé, je ne dois pas être très loin d'une formule « arithméthylique ». Je traîne donc mon QI d'huître desséchée en attendant une éclaircie de sobriété.

J'écris toujours de la poésie, en cachette, comme s'il s'agissait d'une substance illicite. L'écriture me permet également de m'évader, de m'exprimer librement, sans crainte d'être jugé. Lorsque mon stylo court sur le papier, j'ai, parfois, cette étrange sensation que ce n'est plus vraiment moi qui écris. À moins qu'il s'agisse d'un autre moi, plus inaccessible… Je me réfugie, par période, dans l'écriture ; je l'utilise comme une bouée de sauvetage. L'encre de mes mots cicatrise mes maux, en réalité, j'utilise également l'écriture comme un médicament.

Au fond, j'aime la vie autant que je la crains. Je ne sais pas, exactement, ce que j'appréhende mais c'est là, comme une peur diffuse, recroquevillée dans l'ombre de ma conscience. Il s'agit, là encore, d'une contradiction. Hélas, je suis passé maître du paradoxe… J'aimerais tant être différent, être un autre. Je suis comme enchaîné à mes contradictions. Je me sens prisonnier de moi-même, je suis mon propre bourreau et mon cerveau en est la prison.

23h47… Un joint… Il me fait plisser les yeux, il me pelotonne en des lieux plus sécurisants. Le cannabis agit comme des rênes sur mes pensées. Le shit me permet de guider mon cerveau indiscipliné. Enfin, il me semble que c'est moins le bazar lorsque j'ai fumé.

Ce joint agit comme un horloger, il remet ma pendule à l'heure ; il met un peu d'huile dans les rouages de ma psyché... Cette métaphore illustre, parfaitement, l'effet que peut avoir la résine de cannabis sur moi. Il est bien vrai que, souvent, on cherche des vertus incroyables au shit. C'est réellement très rassurant que de vanter ce produit comme quelque chose de merveilleux. Personnellement, même si je ne conçois pas, un seul instant, me passer de joints, je trouve que je ne ressens plus la même intensité lorsque je fume. C'est comme si cela était devenu banal. À dire vrai, je m'aperçois que je ressens moins de plaisir à consommer. Je ne prétends pas que je n'aime pas ça mais j'y éprouve moins de satisfaction...

Jeudi 23 mars 1995.

Je ressens une sorte d'instabilité, je ne saurais vraiment l'expliquer. Comme si tout pouvait s'écrouler d'un instant à l'autre... Il s'agit là d'un sentiment diffus, sans réellement d'éléments tangibles. Cette fragilité n'est pas seulement mienne, mais concerne tout ce qui m'entoure. La terre entière...

« *L'esprit est difficile à maîtriser et instable. Il court où il veut. Il est bon de le dominer. L'esprit dompté assure le bonheur.* » Bouddha.

Peut-être qu'en réalité, il s'agit simplement de mon esprit ? Peut-être que je ne maîtrise rien du tout ? Ni mon esprit indomptable ni mes consommations... Peut-être deviens-je fou ?

Je m'ennuie, souvent, très souvent, et je ressens un grand vide intérieur. L'on prétend que la nature a horreur du vide, alors, je me remplis. Je me gave de shit et d'alcool. Ainsi, j'ai l'impression d'être occupé, et de retrouver une certaine stabilité. C'est quand même bizarre de chercher un équilibre en utilisant des produits qui, justement, déstabilisent... C'est comme si je recherchais un aplomb en m'appuyant sur un château de cartes.

Le budget, que je consacre pour me défoncer, augmente à mesure de l'accroissement de mes consommations. Je dépense plus d'un tiers de mon salaire en bouteilles et en joints. Mes loisirs se résument à ça… Parfois, j'aimerais qu'il en soit autrement, mais je ne sais pas comment faire. Une autre partie de ma paie est utilisée dans l'achat de livres. Tout comme l'écriture, la lecture me procure du mieux-être. Je m'évade, j'apprends et je discipline mon cerveau. J'aime apprendre et, même si cela ne me rend pas moins con, j'en tire énormément de satisfactions.

L'alcool m'entraîne, parfois, à me retrouver dans des situations folles. Le week-end dernier, je me suis retrouvé en panne d'essence, complètement ivre, sur l'autoroute A1. Et, je n'ai rien trouvé de mieux que d'essayer de pousser seul ma voiture… Heureusement, un mec m'a aidé en me poussant avec son véhicule. Je me rends compte du ridicule de ce genre de mésaventure. Bagarres, chutes, rapports sexuels, conduite en état d'ébriété… Il y a de réelles prises de risques lorsque je consomme de l'alcool. Plus rien ne compte, je me sens capable de tout, surtout de ce dont je suis, tout simplement, incapable. Et, même si j'ai, parfois, conscience de tout cela, il n'y a rien à faire. Lorsque je bois, il n'y a plus de feux rouges, je fonce, même si je dois me prendre le mur en pleine face. C'est exactement ça, lorsque je consomme, il n'y a plus de feux rouges et plus de freins.

Jeudi 22 juin 1995.

Hier, c'était la fête de la musique. Je me suis retrouvé, à 2h du matin, dans un hangar près de la porte de Clignancourt. Je ne me souviens pas, exactement, comment je m'y suis rendu ni avec qui. Il y avait plusieurs groupes qui jouaient dans ce lieu, principalement de la musique reggae. L'alcool et l'herbe coulaient à flots, ce dépôt baignait dans une épaisse fumée. J'étais là, entouré de sons, de lumières, de personnes que je ne connaissais pas. Mais, je n'étais plus vraiment là. J'étais ailleurs, dans un univers dans lequel les sons étaient plus tamisés, les lumières plus douces et les gens plus accessibles. Je naviguais au gré des rythmes, aux variations lumineuses, à l'instinct…

J'apprécie cet état entre conscience et inconscience, entre réalité et rêve. J'arrive, parfois, à être plus solitaire dans une foule que je n'y parviens lorsque je me retrouve seul. Je ne sais pas combien de verres j'ai bus, ni le nombre de pétards fumés. Après tout, je m'en moque, je suis libre ! Arthur Schopenhauer disait : « *On n'est libre qu'en étant seul* ».

Aujourd'hui, je ne suis pas allé au boulot, je me suis réveillé avec un mal de crâne épouvantable ! J'ai bien essayé de me lever mais je suis encore ivre… Je ne sais même pas comment j'ai pu rentrer cette nuit. Toujours est-il que je me suis réveillé, dans mon lit, encore habillé. Je sors pour, soi-disant, m'amuser mais je ne me souviens absolument pas du déroulement de ma soirée. C'est quand même triste, je consomme pour profiter, pour m'éclater et je suis frappé d'amnésie… Ces oublis se produisent de plus en plus souvent et, à chaque fois, je m'en veux.

Il est 12h47, la radio rappelle que le président Jacques Chirac a repris les essais nucléaires en Polynésie française. Les gens s'en offusquent devant les micros mais ils détournent les yeux lorsqu'une fille se fait agresser dans le RER. Eux aussi font semblant… Chacun travestit sa réalité à sa manière. Pour ma part, je déguise la mienne en me défonçant et j'admets que j'aime ça.

15h et quelques… Je me lève dans l'appartement silencieux, mes parents sont, certainement, au travail. Je me sers un grand café et roule un joint. Je me recouche en l'allumant… J'aime bien ces moments, durant lesquels je laisse mes pensées s'envoler. Ces instants, où je n'essaie pas de dompter mes réflexions.

Je ne sortirai pas ce soir, je ne boirai pas d'alcool aujourd'hui… J'y pense en me disant que cela démontre parfaitement que je ne suis pas alcoolique. Cela me rassure, car je crois que ça me fait peur. Je tiens, absolument, à garder ma liberté. C'est, quand même, bien triste que d'être un alcoolo ! J'en côtoie et je sens bien que, au fond, ils sont affligés. Derrière les beaux discours et les apparences, il y a cette détresse. Enfin, quelque chose qui pourrait s'apparenter à une sorte de fatalité. Il n'y a rien de plus accablant qu'un être qui n'a plus d'espoir. Car l'espoir fait vivre ! Ce qui signifierait que le désespoir fait mourir…

Jeudi 21 septembre 1995.

La cocaïne est le remède miracle qui permet de lutter contre la fatigue et la dépression. Je la trouve si stimulante pour la clarification de mon esprit, que les effets secondaires me paraissent bien dérisoires. En effet, la descente, après avoir sniffé, n'est vraiment pas terrible. C'est comme une sorte d'abattement, d'asthénie, que seuls l'alcool et le cannabis permettent d'atténuer. Je ne prends que rarement de la coke, surtout à cause de son prix élevé. Le gramme de cocaïne se vend aux alentours de 1 000 francs, le cachet d'ecstasy est vendu, quant à lui, dans les 100 francs… Effectivement, l'alcool et le cannabis restent des produits plutôt bon marché… L'alcool, c'est un peu la drogue du pauvre ; on en trouve à tous les prix, partout, de jour comme de nuit. Le prix du cannabis a bien chuté en quelques années : aujourd'hui, 25 grammes se négocient à 400, 500 francs alors qu'ils se vendaient à près de 800 francs il y a quatre ans.

Bien entendu, tous les vieux prétendent que le shit et la cocaïne sont des drogues dures qui mènent à la morgue ou en prison. Leurs discours ne m'inquiètent pas, au fond, ils ne savent pas trop de quoi ils parlent puisqu'ils n'ont jamais essayé. Leurs arguments sont infondés et basés sur la peur, notamment celle du gendarme. Et puis, il y a, malgré tout, une énorme différence entre prendre un peu de coke, de temps à autre, et s'injecter de l'héro. Pour moi, l'héroïne, c'est un peu comme l'alcool ; c'est un produit que l'on utilise lorsque l'on a baissé les bras. Lorsque l'on a abandonné tout espoir...

C'est que moi, je contrôle mes consommations d'alcool, même si, je l'avoue, parfois elles me dépassent un peu. En attendant, je ne bois jamais le matin et il m'arrive de ne pas boire pendant quelques jours. Concernant le cannabis, ce n'est pas la même chose, c'est bien moins dangereux. J'en consomme chaque jour mais cela n'a aucune incidence sur mon quotidien. C'est juste un truc pour me détendre et me faire du bien...

C'est vrai que je consacre beaucoup d'argent pour le cannabis, mais, après tout, chacun ses délires. Certains vont dépenser leur fric dans une télévision, du matériel hi-fi ou autre. Et puis, je ne fais de mal à personne, je n'ai personne à ma charge mis à part moi-même.

Le cannabis fait partie de mon quotidien, comme boire et manger. J'ai besoin du shit pour vivre, cela peut paraître fou mais c'est ainsi que je le pense. On prête des vertus magiques au cannabis. Il s'agit d'un produit issu de la nature, une substance des dieux... Plus le shit est fort, plus c'est intéressant. Je recherche un produit avec un taux de THC le plus élevé possible. Les voyages avec les cannabis puissants sont beaucoup plus intenses et plus longs. J'aime expérimenter diverses variétés, comme un œnologue avec le vin ; je hume, je goûte et je recrache. Pour cela, la Hollande n'est pas que le pays du fromage. On y dégote, également, de très, très bons shits.

Du reste, je n'ai jamais goûté le fromage à Amsterdam. Je m'y suis rendu le week-end dernier et, vraiment, c'était génial !

Jeudi 28 décembre 1995.

Une crise a paralysé la France pendant plus de trois semaines, la vie reprend, lentement, son train-train, boulot, bédo... Je suis en vacances, je fume beaucoup et cette période de fêtes de fin d'année est propice aux repas très arrosés. Dans ces moments, je culpabilise bien moins de boire. Après tout, c'est normal de consommer de l'alcool pendant les fêtes ! Dans six jours, c'est mon anniversaire, je vais avoir 22 ans...

Il est un peu plus de 21h, je gobe une pilule d'ecstasy, seul dans ma chambre. C'est la première fois que je consomme de l'ecsta en solitaire. Il m'en restait un et je me suis dit : « *Pourquoi pas...* ». Je me pose sur mon lit avec Thiéfaine en fond sonore. J'ouvre une canette de bière en attendant la montée du *taz*. Voilà, j'ai besoin de bouger, de danser, je me sens super bien. Je suis parcouru par une sensation de bonheur et d'euphorie. Mes sens sont exacerbés, la musique me transperce, elle s'insinue dans chaque pore de ma peau. Je ne fais qu'un avec les notes, avec la voix, avec ma chambre... Je danse les yeux mi-clos, j'ai un sentiment d'énergie extraordinaire ! Mes mâchoires se serrent de manière involontaire mais ce n'est pas particulièrement désagréable. J'ai la bouche très sèche malgré le fait que je boive un peu de bière. Mais peu importe, je me baigne dans un sentiment de bonheur, de bien-être physique et mental. Tout est parfait maintenant, juste à cet instant précis...

2h37... Je me sens un peu triste, mes mâchoires sont toujours serrées et je grince des dents... Je roule un gros joint pour atténuer la descente de l'ecstasy. C'est ça le problème avec les drogues, ça ne dure pas toute la vie. J'aimerais tant être bien tout le temps ! Mais je crois que cela n'est pas possible, on ne peut pas être heureux sans arrêt. Cela pourrait même être chiant à la longue…

Je suis, constamment, à la recherche d'un état augmenté, c'est-à-dire amplifiant mes sensations. Il me semble que je m'ennuie lorsque je suis normal, sans produit agissant dans mon organisme. Ce sentiment d'ennui, même lorsque je suis occupé, me pèse comme un boulet. Cette impression qu'il me manque quelque chose. Je lutte contre la tristesse de ma vie, que je trouve complètement terne. J'entends les : « *Mais, tu te plains de quoi ? Tu es jeune, tu as un travail, tu es en bonne santé…* ». Ah… Si cela était si simple ! Si seulement ces arguments suffisaient à être heureux…

Marcel Proust a écrit : « *J'aurais dû être heureux : je ne l'étais pas.* »… Avoir tout pour être heureux est-ce réellement suffisant ?

J'essaie d'appréhender mon environnement externe et interne mais je ne le comprends absolument pas. J'ai l'impression de marcher à côté de mes pompes, de mon existence. Et, lorsque je me défonce, tout rentre en ordre, tout se rétablit pour quelques heures, quelques instants magiques. Je suis un peu dans le tout ou rien, il n'y a pas de demi-mesure, je n'accepte pas l'absence d'émotions intenses. Qu'elles soient positives ou négatives du reste… Je suis un exagérateur, un agitateur émotionnel, j'aime lorsque ça vibre, lorsque ça bouge ! La monotonie me terrifie, l'immobilisme m'angoisse. Je suis, sans cesse, en mouvement, physiquement et psychologiquement. Comme un électron épris de liberté…

Jeudi 28 mars 1996.

Je me réveille, hagard, dans un squat du 19ème arrondissement. Je m'y suis rendu la veille avec une fille rencontrée dans un bar. Cet immeuble de cinq étages squatté par des toxico-anars est une supérette de la défonce ; on y trouve de tout, absolument tout ce qui met le cerveau à l'envers. J'étais déjà fortement alcoolisé lorsque je suis arrivé avec Myriam, à moins que ce ne soit Caroline ?

Cette fille cherchait de l'héro, je l'ai accompagnée juste par curiosité, par mépris du danger, pour le fun… Elle se fixe sur un canapé tout aussi défoncé que ses occupants. J'ai envie de goûter ce produit, de le sentir galoper dans mes veines, de ressentir ce flash tant décrit… Je me ravise, je ne vais pas m'enfoncer une aiguille crado dans le bras !

Un petit trait d'héroïne sur le coin d'une table basse, une montée, pas si folle que ça… Et me voilà en train de vomir toutes mes tripes, j'ai chaud, puis froid, mon cerveau bouillonne. Puis, ça s'apaise, comme si le produit se posait, comme si je me déposais… J'ai cette sensation de douce chaleur, je me sens profondément relaxé, on discute sans se parler… Je suis comme dans une bulle, un endroit où je me sens en sécurité psychique. Mon corps est léger, aussi aérien qu'une bulle de savon. Je plane…

J'ai besoin de dormir, la descente est pénible ; je suis vraiment un moins que rien, incapable de vivre sans me défoncer. Le cannabis et la bière m'aident à atténuer ce sentiment d'être juste une merde. Voilà, j'ai encore merdé ; je suis comme poussé à me mettre à l'épreuve, à anesthésier mon corps et mon âme…

Je me suis endormi, là, sur ce canapé miteux ; entouré de gens que je ne connais pas. C'est aussi ça les drogues parfois… Se retrouver dans des lieux improbables avec des personnes que l'on n'aurait jamais fréquentées dans d'autres circonstances. Est-ce que je me découvre ? Est-ce que je dévoile la partie la plus sombre de moi-même ?

Jean-Paul Sartre écrivait : « *Plus claire la lumière, plus sombre l'obscurité... Il est impossible d'apprécier correctement la lumière sans connaître les ténèbres.* »

Il paraît que, dans la vie, chacun fait ses choix. Un éventail de possibilités s'offre à nous, plusieurs chemins, plusieurs opportunités. Sommes-nous, simplement, en capacité de faire les meilleurs choix ? J'ai la sensation de ne pas maîtriser mon destin, mes décisions sont prises de façon complètement aléatoire. Comme si cela ne revêtait que peu d'importance, comme si rien n'avait réellement de sens... Je marche sur un fil, sans filet, sans expérience, sans notion du danger. Je suis un funambule anarchiste, un saltimbanque au grand cœur. Un cœur écorché... À vif !

Jeudi 27 juin 1996.

J'ai posé un an de congés sans solde, j'ai besoin d'autres choses. Je souhaite tenter une nouvelle expérience professionnelle, sans savoir exactement quoi faire... J'ai un peu d'argent d'avance qui devrait me permettre de voir venir sans inquiétude. En ce début d'été, j'écume plus les bars et cabarets de Paris que je ne songe à mon avenir professionnel.
Un proverbe persan dit : « *Le passé ne peut plus revenir, et l'avenir est incertain.* » Il n'y a rien de plus flippant que cette incertitude et, paradoxalement, pour moi, rien de plus excitant. La fragilité de l'existence lui confère une valeur et une instabilité qui me stimule...

Actuellement, j'habite une chambre dans un hôtel du 12ème arrondissement, ainsi je n'ai de compte à rendre à personne. C'est éphémère, un hôtel, ce n'est pas un point d'attache, juste une escale, un passage.

Je suis donc en congé depuis quelques semaines et mes horloges biopsychologiques se sont calées sur ce nouveau rythme. Mes journées débutent à 14h pour se terminer à 6 ou 7h. Je m'enivre toutes les nuits, je m'étourdis d'alcool, de cannabis et autres produits qui traversent mes pérégrinations noctambules. Je mets mon cerveau à l'envers chaque nuit en commençant dans des bars, plus ou moins fréquentables, pour finir dans des cabarets tout aussi infréquentables… Rares sont les jours où je ne consomme pas d'alcool, inconcevables sont les journées sans cannabis. Tout ce que je vis actuellement est superficiel, je ne m'attache à rien, ni à personne. Mes relations sont éphémères et sans aucune consistance, je butine les fleurs du mal sur les bitumes parisiens les plus sordides.

Il est 23h et quelques verres… Je suis le pantin d'une vie que je ne contrôle pas du tout, j'erre de table en table, de verre en verre, de joint en joint et de corps en corps. Ainsi, je me donne l'illusion d'être en vie, un lapsus de courte durée car après la nuit vient le jour et son écrasante réalité. L'évidence que je m'égare, me perds dans les dédales de ces nuits trop arrosées, comme un papillon de nuit qui ne devrait vivre qu'un jour. Je me brûle les ailes aux lumières incandescentes de la défonce… Ma danse macabre m'entraîne vers des lendemains pathétiques, des jours sans soleil.

J'ai 22 ans et je ne sais pas quoi faire de ma vie ; je ne suis certainement pas le seul, mais cela m'angoisse. Et le meilleur remède que j'ai trouvé à cela est la défonce. D'enclencher le bouton *off ;* celui qui me permettra, pour un instant ou pour la vie, de ne plus penser, de ne plus sentir, de ne plus ressentir. Pour simplement me rassurer ?

Jeudi 26 septembre 1996.

« *Mon frère est ministre de la Défense, moi je suis ministre de la Défonce* », Philippe Léotard.

Tout tourne autour de la défonce, je ne vois que rarement le jour ; mes nuits sont mes jours… L'alcool, breuvage divin et démoniaque, m'accompagne dans ma soif de défonce. J'ai, parfois, la sensation de me perdre, et cette même impression de me chercher. Faut-il se perdre afin de se trouver ? Je suis dans un labyrinthe dont je ne trouve pas l'issue, je me cogne aux parois de mon être.

Il est 13h27, je me réveille, les yeux collés, la bouche pâteuse, le cerveau embrumé. J'allume le joint posé dans le cendrier, c'est un rituel matinal ; comme le café/clope pour certains. Je ne sais pas comment je suis rentré cette nuit ni à quelle heure ; juste quelques flashs comme des éléments qui ne m'appartiendraient pas vraiment. Ces black-out sont de plus en plus fréquents, je m'y suis, un peu, habitué comme une machine dont tous les rouages se seraient cassés. Les gens qui étaient avec moi me permettent, parfois, de recoller les morceaux de ces défaillances mnésiques. J'imagine que mon cerveau, dans ces moments-là, ne doit plus être en mesure d'enregistrer les informations.

Flash-back… Hier soir, c'était l'anniversaire d'Hamid, le patron d'un bar du 12ème, whisky, shit… 2h du matin, le rideau est tiré, nous restons en petit comité… Je suis le plus jeune, la mascotte du groupe de joyeux fêtards… Hamid fête ses 43 ans, il me tend un scud, c'est ainsi qu'il désigne les joints… On danse, on rit, on se moque de demain, juste profiter de l'instant, comme si ce pouvait être le dernier… Black-out…

Mes consommations actuelles sont bien trop importantes, je le conçois et je me dis souvent que je devrais diminuer un peu. Mais je n'y arrive pas ; lorsque je commence à consommer, il faut que je finisse enivré, défoncé. Je n'ai pas un rapport « gustatif » avec l'alcool, je n'aime pas son goût. Ce que j'apprécie, c'est l'effet qu'il me procure, ses résultats d'anesthésiant cérébral. Ce liquide me permet de briser des chaînes internes, des entraves psychologiques. C'est, pour moi, un « libérateur » ; cette substance agit comme un ami qui me dirait : « *Vas-y, viens, on s'en fout…* ». J'aimerais pouvoir faire autrement. Je crois que j'aime ça autant que je déteste. J'apprécie ces pertes de conscience mais j'en ai peur…

Ces soirées alcoolisées sont également rythmées par les rencontres ; ces atmosphères sont souvent propices aux rapprochements. Je vais de fille en fille, de corps en corps, comme pour me rassurer sur le fait que je suis en vie. Comme pour me prouver que j'existe à travers l'autre. Mais ces relations sont tout aussi embrumées que mes matins fiévreux. Il n'y a pas de sentiment, juste le désir et le plaisir pris instantanément. Comme avec les produits consommés ; on se consomme mutuellement pour jouir de l'instant, juste un instant… Que reste-t-il de ces intimités ? Pas grand-chose à vrai dire, juste une empreinte sur un oreiller parfumé. Juste, un visage fugitif, un corps furtif, une émotion éphémère.

C'est décidé, aujourd'hui, je ne consomme pas d'alcool !

Jeudi 26 décembre 1996.

J'ai rencontré une fille, depuis un mois nous passons beaucoup de temps ensemble. Du coup, je consomme bien moins, je me nourris de cette relation naissante. Même si je continue à fumer du cannabis quotidiennement, mes ivresses se limitent à 2 ou 3 par semaine. Cela peut paraître encore beaucoup mais, je vois un peu plus la lumière du jour…

Je remarque, malgré tout, que lorsque je bois, je perds parfois totalement le contrôle. Je pense qu'il n'y a qu'avec l'alcool que je peux me mettre autant en danger. Avant de consommer, je sais qu'il ne va pas falloir que je conduise, ni que je fréquente certains endroits. Mais ces barrières explosent dès que j'ai atteint mon taux d'alcoolémie non-retour. Comme si mon cerveau se mettait sur une autre fréquence, sur un mode *no limit.*

Je me sens alors l'âme d'un pilote de Formule 1, l'esprit d'un philosophe de comptoir persuadé de détenir une science subtile, l'arrogance d'un entrepreneur, le Cupidon de ces dames et patatras ! Le diablotin jaillit de son écrin d'éthanol...

Le cannabis a tendance à me poser dans cet écrin, il lisse les aspérités existentielles. Comme un baume de consoude, le shit atténue mes douleurs, celles qui ne sont pas visibles à l'œil nu, à moins d'avoir l'attention aiguisée... Je ne recherche plus la défonce avec mes joints mais plus un apaisement, comme un couvercle que l'on mettrait sur une cocotte-minute. L'avantage, avec le shit, c'est que l'on ne perd pas le contrôle ; d'ailleurs, je conduis très bien en ayant fumé, ce qui n'est pas forcément vrai avec l'alcool...

Bob Marley disait : « *L'herbe est la guérison de la nation, l'alcool, la destruction.* ». Il a peut-être raison, au fond, le cannabis fait bien moins de dégâts que l'alcool, que ce soit physiquement ou psychologiquement. Après, Bob Marley est décédé à 36 ans d'un cancer... En tout cas, j'ai 22 ans, bientôt 23, et je suis immortel ! J'ai conscience de la fragilité de mon propos mais je crois qu'il ne peut rien m'arriver de grave. Je n'ai aucune conscience réelle du danger, j'en joue comme un enfant avec ses pièces de Lego. J'essaie de construire et, lorsque ça commence à être joli, je fous un coup de pied dans mon œuvre. On ne peut pas mourir à 22 ans, à moins que l'on ne soit très, très malade...

Je fume, mon champ de vision se rétrécit, mes gestes se ralentissent, tout devient plus cotonneux. Mes sens se dérèglent, ils se reconditionnent sur d'autres fréquences, émotionnellement moins agressives... C'est difficile à décrire mais le shit jette un voile presque transparent sur mes sensations. Un doux voilage de soie, léger et réconfortant. Une étoffe aérienne qui me permet d'être moins cet écorché vif, un tissu céleste qui aseptise tout. À chaque latte de cannabis, mon esprit s'enfonce un peu plus dans ce bien-être artificiel. Mais, ces artifices me conviennent tout à fait, comme un 14 juillet silencieux, doux et coloré. La beauté sans agression sensorielle, juste un éclat pur…

Je roule un dernier joint, celui qui m'endormira ; celui que je poserai dans le cendrier et que je rallumerai demain à mon réveil.

Jeudi 27 mars 1997.

Il est temps que je reprenne mon activité professionnelle, l'argent que j'avais d'avance a fondu comme neige au soleil ou noyé comme bouteilles à la mer. Je ne peux me permettre d'attendre la fin de ce congé sans solde. Et puis, ce temps oisif ne me convient pas, ma nature a horreur de ce vide sidéral. Mes espoirs d'entrepreneuriat se sont envolés au rythme des volutes de la fumée de mes joints.

Louis Armstrong disait : « *Ça me laisse vraiment perplexe de voir la marijuana assimilée à un narcotique… à une drogue et toutes ces merdes. C'est des milliers de fois meilleur que le whisky, c'est un assistant, un ami.* ».

C'est peut-être bien ça le problème au fond. En effet, le cannabis peut s'avérer être un assistant, un ami, mais est-ce normal de considérer une plante comme un ami ? Je ne suis pas suffisamment fou pour assimiler un végétal à une relation amicale… Mais, malgré tout, cela n'est pas complètement faux. Le shit me procure un réconfort satisfaisant et peut même s'avérer être un allié pour retrouver les bras de Morphée.

Je suis en couple depuis quelques mois maintenant, cette relation m'apporte également du réconfort. J'ai, malgré tout, ce besoin irrépressible de me mettre à l'envers régulièrement. J'aime la défonce, ce sentiment que toutes les barrières s'effondrent laissant place à une meute de chevaux fous galopant dans les steppes de mon cerveau. Ces moments magiques où le temps s'arrête, où mon encéphale cesse de vrombir…

Je traîne dans les bars du 12ème arrondissement, enchaînant les bières, les whiskys et les joints. Je vomis mon mal-être quand vient la rosée de mes épopées noctambules. Je dégueule mon manque d'assurance, mes peurs et amertumes… Le frisson du danger me réchauffe les tripes, c'est très paradoxal de se réchauffer d'un spasme. Mais c'est cette secousse qui me donne la sensation d'être vivant !

Soirée « *Au Celte* » hier, j'y suis comme chez moi, reconnu comme le loup blanc. Un canidé blafard qui perd de sa splendeur au fil de verres ingurgités… Tout le monde se connaît dans ce bar, chacun se salue, se congratule. Mais, en réalité, qui connaît vraiment qui ? Ces rencontres, éphémères et anesthésiées par l'alcool, ont-elles la moindre authenticité ? Les boissons alcoolisées plantent un décor en papier mâché, un cadre illusoire pour des gens qui le sont tout autant… Je me sens perdu dans un endroit que je suis persuadé de connaître et où je suis convaincu d'être à ma place. Je me cherche dans des produits qui me font me perdre, je recherche l'euphorie d'un instant qui s'évapore au gré du taux d'alcoolémie qui roule dans mes veines.

J'ai ce sentiment de ne pas aller bien, mais je ne sais pas comment faire pour me sentir mieux. Il me semble que c'est bien mieux de se sentir bien que de le paraître. Aujourd'hui, je ne fais que paraître, sans être… Comme un hologramme qui marcherait à côté de ses pompes, je fais semblant d'appréhender un environnement qui ne me convient absolument pas.

Jeudi 26 juin 1997.

Je vais être papa ! Ce début d'été s'annonce sous les meilleurs auspices, j'ai repris mon travail et je vais devenir père. Il s'agit maintenant d'en assurer la charge et, pour commencer, de diminuer mes consommations.

C'est ça le problème avec les drogues, tes résolutions sont fragiles en présence de leurs effets. « *Demain j'arrête* », « *C'est la dernière fois* », « *Plus jamais ça* » … Les mots s'envolent et la griserie reste… Même si j'ai une parfaite conscience de ce qu'il faudrait pour moi, je n'arrive pas à contrôler mes consommations. Dès que je commence, patatras, tout se brise dans le fracas de mes désinhibitions. C'est ça en fait, j'utilise les produits comme un désinhibiteur ; comme quelque chose qui permettrait de lever mes défenses comportementales. Le problème, c'est que ça les lève trop, bien trop même parfois…

Jacques Mesrine disait : « *Mes défauts étaient une drogue dont je n'avais pas la volonté de sortir* ».

Mes drogues et mes défauts s'accouplent dans une orgie corps et âme, ils dansent sur les restes de mes qualités brûlés sur le bûcher de ma volonté. Certainement que je manque de volonté, mais où irais-je la puiser ? Dans quelle source souterraine est-elle tapie ?

Je suis comme un enfant dans un corps d'adulte, je me joue de tout, d'un chou, d'un hibou ou d'un caillou… Je ne sais pas quoi faire de cette fichue identité d'adulte, ça ne m'intéresse plus guère de faire le grand. C'est même un peu chiant parfois… C'est quand même bizarre qu'au moment de devenir père ce genre de questions vient me sauter au cerveau. La paternité, c'est mettre les deux pieds dans la vie d'adulte ! C'est un beau mot d'ailleurs, paternité, en théologie on dit qu'il s'agit de la perfection relative à la nature du Père… Rien que ça !

Ce soir, j'ai rendez-vous avec un type qui doit me fournir 50 grammes de cannabis. On a prévu de se retrouver chez lui dans le 18ème à quelques pas de la place de Clichy.

En attendant, je suis accoudé au comptoir d'un bar que l'on pourrait qualifier d'infréquentable, mais on est certainement tous l'infréquentable de quelqu'un... Il est 16h et je bois ma première bière de la journée. Elle me fait du bien cette blonde houblonnée, elle glisse dans ma gorge et me procure instantanément la satisfaction de l'alcool. C'est comme une récompense, l'effet généré m'apporte bien plus de satisfaction que le goût. Les drogues ont ce pouvoir quasi magique de détente sur moi, tout a moins d'importance lorsque je consomme. Et, c'est plutôt l'inverse lorsque je suis à jeun ; tout a beaucoup trop d'importance ! Il me faudrait trouver un équilibre entre rien et trop, entre à jeun et défoncé...

C'est peut-être ça en réalité, je suis complètement déséquilibré ! Ce n'est pas facile à acquérir, l'équilibre, ça demande du temps, de la concentration et un savoir-faire. Et puis, c'est vrai que j'aime bien cette sensation de déséquilibre, lorsque je titube, que je ne coordonne plus mes mouvements ni la mécanique de mon cerveau. C'est quand même spécial d'apprécier cet état dans lequel on ne maîtrise plus rien. Je suis réellement désaxé alors !

LE JEUNE PAPA…

Jeudi 25 septembre 1997.

« *L'odeur de l'enfant vient du paradis* » (proverbe arabe).

Benjamin est né le 8 septembre à l'hôpital Rothschild dans le 12ème arrondissement. J'ai, à présent, la responsabilité de ce petit bout d'homme et je porte sur mes épaules cette nouvelle vie. Je suis fier de tenir contre moi ce petit mec tout blond aux yeux clairs.

Mon problème avec les émotions, c'est que peu importe leur teneur, je ne maîtrise plus rien lorsqu'elles entrent dans la danse. Les émotions suscitent en moi un raz-de-marée interne, un tsunami qui me renverse. Et l'un des effets des drogues est justement l'abaissement de mes tensions émotionnelles. Tout passe « crème » lorsque je consomme. Tout petit déjà, on me qualifiait d'hypersensible, d'enfant présentant des troubles du comportement. Je me souviens d'heures passées chez une psychologue, au centre de soins du soir de la rue Rider dans le 14ème arrondissement.

Je bois un peu moins depuis la naissance de mon fils. Enfin, je suis moins souvent complètement ivre. Je consomme au travail mais de manière normale, comme les autres collègues. Je ne sors qu'un soir ou deux par semaine dans les bars, généralement lorsque j'ai commencé à abuser au boulot. Par contre, ma consommation de shit a augmenté. Je consomme entre dix et quinze joints par jour, mon premier joint accompagne mon premier café et mon dernier accompagne mon ensommeillement…

22h30… Un bar de Ménilmontant… Je me suis arrêté après le boulot pour boire un dernier verre avant de rentrer chez moi… Le whisky coule à flots ce soir pour l'anniversaire d'un type que je ne connais pas. La supercherie de l'alcool, c'est l'amitié. Un illustre inconnu devient un ami au fur et à mesure des verres consommés en sa compagnie. Puis, une étincelle peut parfois inverser la vapeur et remplacer cet ami illusoire en un véritable connard que l'on veut cogner.

Je suis là, collé au coin du bar, je regarde, j'écoute cette faune qui évolue autour de moi. Des rires, des cris, des larmes… C'est un vaudeville ! Mon téléphone sonne mais je ne réponds pas… Encore un dernier verre, celui qui me fera décoller de ce monde de fous. Celui qui déclenchera le bouton *off* et qui me mettra sur orbite.

Je titube sur le boulevard, je suis bien, léger, allégé, apaisé. Les étoiles scintillent dans un ciel dégagé. Mon cerveau est également dégagé et scintillant mais je sais par avance que ce sera compliqué demain matin. Les matins désenchantés de mes ivresses me rappellent mes abus.

Jeudi 25 décembre 1997.

C'est plus doux Noël lorsque l'on a un enfant, ça donne un sens à cette fête que je n'apprécie guère. Pourtant, j'essaie de me mettre dans l'ambiance tous les ans, de me dire que c'est quand même un moment familial important. Mais, rien à faire, cette période me donne le spleen, une douce mélancolie dans laquelle je me vautre et qui légalise mon mal-être.

Le mois de décembre est toujours une période particulière au boulot, l'euphorie liée à l'approche des fêtes de fin d'année contribue à une consommation d'alcool accrue. Parfois, je me dis que ce n'est pas normal de boire autant pendant le travail. Enfin, ce ne devrait pas être ainsi ; même si cela joue un rôle de socialisation. Parfois, je ne sais même pas comment je rentre du travail... Ces beuveries professionnelles génèrent parfois des situations hallucinantes, chacun d'entre nous oubliant que nous sommes sur notre lieu de travail.

C'était l'anniversaire de Jacques il y a deux jours, il décide de nous payer l'apéro à la pause de midi...

22h... Je prends la voiture avec Pascal, nous allons chercher des pizzas pour finir la soirée. Nous avons bu du champagne toute la journée, j'ai arrêté de compter les bouteilles à la douzième. Jacques s'est mis à pleurer pour une histoire sans importance. Eddie veut se battre avec Olivier pour une histoire tout aussi anodine. Je contemple le tableau de notre bêtise, on est sacrément con parfois lorsque l'on boit. Et je ne suis certainement pas mieux que les autres de mes collègues.

J'ai ce sentiment de devenir de plus en plus imbécile proportionnellement aux verres que j'ingurgite. Bien que je puisse réfléchir à cela, je n'arrive pas à boire avec modération. Cela ne m'intéresse pas, la tempérance, je ne trouve aucun intérêt à consommer pour ne pas être ivre. Je crois même que l'on peut s'imaginer intéressant, voire intelligent, lorsque l'on commence à boire. On refait le monde, puis on le défait à mesure que le taux d'alcool augmente... Si j'essaie d'être réellement objectif, je ne peux prétendre que l'alcool n'a que peu d'impact sur moi. Il modifie profondément ce que je suis, il crée un autre moi. Un moi moins sensible, moins angoissé ; un moi moins moi en quelque sorte...

1h30... Plus de métro, il va falloir que je rentre à pied... Je me roule un joint pour la route. Il y a encore quelques passants dans la nuit froide, une nuit sans lune et sans étoile. Cela fait longtemps que je ne les cherche plus, les astres brillants. Les seules étoiles que je vois scintiller sont gravées dans les yeux clairs de mon fils. Elles se reflètent dans mes propres yeux et me donnent le sourire. C'est très beau le sourire d'un enfant, celui qui se transforme en un rire et qui allume les cœurs de milliards d'étoiles filantes… L'alcool me rend con et le shit poète… Un triste saltimbanque un peu con dans sa condition humaine. Je me cherche dans la nuit, le cerveau lourd, le regard hagard, la démarche chaloupée. Une épicerie encore ouverte me permet d'acheter une bière pour m'aider à terminer ma route. Encore une de plus, une pour rien, juste une dernière.

Jeudi 25 juin 1998.

Ce début d'été est propice aux barbecues au boulot. Et toutes les occasions sont bonnes afin d'arroser la viande grillée avec du vin rosé. La consommation au boulot, c'est quelque chose de l'ordre de la culture. On ne se pose pas de question, c'est juste normal de partager ces moments conviviaux. Sauf que là, c'est souvent du grand n'importe quoi ! Ce que l'on cherche, c'est simplement de s'enivrer en se donnant bonne conscience…

Il y a quelques jours, c'était la fête de la musique et comme on le prétend, la musique adoucit les mœurs… Bien que pas toujours en réalité… J'aime parfois partir seul dans Paris, au gré de mon instinct, je me pose à un endroit, je hume l'ambiance, je ressens les gens. Je suis assis près d'une fontaine à Paris, je ne sais pas exactement où je me trouve, mais qu'importe… L'ecstasy commence à monter, me plongeant dans un bien-être que je sais chimique mais cela me convient bien pour ce soir. Des filles et des mecs dansent sur une musique reggae que je ne reconnais pas. J'ai une bouteille de whisky dans mon sac à dos et des joints tout roulés dans un paquet de clopes. Je trouve tout le monde beau, les couleurs, les odeurs, les bruits, tout à une beauté particulière.

Il est 3h du matin… Dans un appartement d'un quartier que je ne connais pas… La musique bat son plein, des jeunes sniffent de la cocaïne, d'autres roulent des joints. J'ai la tête qui part dans tous les sens, stimulée par tout ce qui se passe, tout est parfaitement détaillé par mon cerveau. Une grande brune s'assoit près de moi, elle me demande si elle peut tirer sur mon joint. Nous discutions de tout mais surtout de rien lorsqu'un mec arrive en me demandant ce que je fais avec sa meuf. Il me semble que je lui réponds un truc comme : « *Bah rien encore, puisque tu viens nous faire chier* ». Et ça part en couille, le mec s'énerve… Black-out…

8h et des poussières, commissariat du 10ème arrondissement… Je me réveille en cellule de garde à vue, un œil poché et la chemise en sang. J'appelle pour que l'on vienne m'apporter de l'eau, j'ai la gorge horriblement sèche et très mal au crâne. Je demande ce qui s'est passé et pourquoi je me retrouve là, un flic me dit que c'est trop facile de feindre l'ignorance et que je les ai bien fait chier… J'apprends plus tard, avant d'être mis dehors, que j'ai été embarqué pour des faits de violences et que je recevrai une convocation suite à une plainte déposée contre moi. Quand je disais que la musique adoucit les mœurs…

C'est ça le problème avec l'alcool, parfois tout prend des proportions inattendues. Je fais des trucs que je ne ferais absolument jamais en état normal. Mais, au fond, où se situe ma normalité aujourd'hui ? Et plus largement, où se situe, tout simplement la normalité ? Je crois que j'ai peur d'être enfermé dans quelque chose qui pourrait m'ennuyer. J'ai besoin de me sentir vivant en m'assommant, de me sentir vibrant en m'anesthésiant. J'ai besoin de prendre des risques pour me sentir exister… Le plus risqué pour moi serait de ne pas prendre de risque ! Je mesure l'étendue de ma peur de vivre en réalité, car c'est bien de cela qu'il s'agit. J'ai peur de vivre alors je fais semblant. Je simule ma vie en la colorant de produits qui me font vivre à côté d'elle.

Jeudi 24 septembre 1998.

Je crois que je suis malade et je ne connais pas le nom de cette pathologie... Et puis, ce n'est pas évident d'oser aborder un sujet me concernant... En effet, parfois, je me dis que je suis réellement malade. Malade dans mon mode de fonctionnement interne, je sens bien que quelque chose ne tourne pas rond. Enfin, comme si tout devait tourner rond aussi !!! Comme si l'on n'avait pas le droit de prendre d'autres trajectoires que cet ovoïde.

Donc oui, je me sens dysfonctionnant dans mon fonctionnement mental. J'ai cette impression de vivre comme sur le fil du rasoir. Mes émotions se jouent de moi, elles font ce qu'elles veulent de moi. Elles viennent me frapper n'importe quand, je ne sais même pas à quoi elles se raccrochent. Comme des spasmes émotionnels qui viendraient me secouer de la tête aux pieds. Je crois que j'ai un problème avec elles car je ne les comprends pas. Elles ne s'identifient pas, elles sont clandestines, comme étrangères à moi...

Charlie Chaplin disait : « *Un bon acteur sait mettre de l'émotion dans l'action et de l'action dans l'émotion* ». Je ne sais pas mettre d'actions dans mes émotions. J'ai le sentiment qu'elles me bloquent, mes émotions, que parfois elles me tétanisent même. En y réfléchissant, ces derniers jours, j'ai toujours imaginé que tout le monde fonctionnait comme moi et je m'aperçois bien que ce n'est pas le cas... Je me sens parfois isolé par mes émotions. Comme si elles étaient trop fortes, en tout cas plus fortes que moi. Et puis, d'autres fois, ça se transforme en colère, en colère d'incompréhension. En colère souvent contre moi-même, contre le fait de ne pouvoir les contrôler, ces émotions intrusives. Elles viennent me grignoter le ventre sans y être invitées, elles forcent le passage...

Et si les drogues avaient ce pouvoir de soigner ma maladie ? J'ai parfois l'impression de les utiliser comme un médicament. Un traitement contre moi-même au fond. Contre ce que je ne comprends pas de moi, contre ce que je n'ose dire...

Jeudi 24 décembre 1998.

C'est le réveillon de Noël, je me suis réconcilié avec ce jour de fête depuis la naissance de Benjamin. Cette période est également propice aux alcoolisations massives. Il s'agit d'un temps durant lequel je me sens moins coupable de consommer. Après tout, il faut bien fêter comme il se doit l'année qui s'achève... J'ai, malgré tout, conscience de l'absurdité de ce comportement. Je m'aperçois que les quantités que j'absorbe sont de plus en plus importantes. J'ai de plus en plus de mal à me remettre de ces cuites monumentales ; il me faut parfois deux jours pour récupérer complètement.

Cette période entre Noël et mon anniversaire, qui est le 3 janvier, annonce des abus en tous genres. Je vis une double, voire une triple vie... Celle du père de famille attentif et aimant, celle de l'ami et du collègue fêtard et celle de mes perditions noctambules. Ces expériences avec les psychotropes durant lesquelles il m'arrive de prendre des risques. Des risques que je ne mesure absolument pas dans ces moments-là... Un type disait que « *vivre prudemment, sans prendre de risques, c'est risquer de ne pas vivre* ».

La cocaïne coule dans ma gorge, j'aime son goût particulier, j'aime la sentir galoper dans mon corps pour venir chatouiller mon cerveau. Elle m'apaise, cette ligne sur le coin de la table, elle me permet de canaliser quelque chose en moi. Cela peut paraître absurde, mais j'apprécie de sniffer seul et de jouer avec elle. Même si, lorsque le sachet est vide, c'est elle qui se joue de moi. C'est elle qui me fait me sentir comme une grosse merde qui fait n'importe quoi, un sale type con et moche. Malgré la connaissance de ce phénomène de redescente et ces inconvénients, je l'aime cette cocaïne. Et elle m'aime aussi, le temps d'un instant, le temps de quelques grammes de poudre blanche nasale… C'est pareil avec l'ecstasy, je préfère maintenant le consommer seul.

Tard le soir, je laisse les effets se diffuser et je me love en moi-même. Il s'agit alors de moments durant lesquels j'arrive à me sentir bien avec moi-même… Je crois que j'ai un problème avec moi-même ; ce moi que je n'apprécie pas. Et même si j'arrive parfaitement à créer l'illusion que je vais bien, au fond, j'ai bien conscience que je ne vais pas si bien. Je mets le masque que m'impose une société qui voudrait que tout le monde aille bien. Cela n'intéresse pas grand monde, quelqu'un qui ne va pas bien… Alors, je fais semblant d'aller bien, je fais semblant de comprendre parfaitement le fonctionnement des uns et des autres… Mais en réalité, je me sens un peu décalé, un peu paumé dans une société dont je n'aurais pas les codes.

Enfin, il s'agit simplement de ressenti mais ce sentiment de décalage me poursuit depuis l'enfance. Depuis l'âge où l'on devrait encore être insouciant, aiguisant son âme d'enfant de rires et de souvenirs… Où sont mes rires ? Que sont devenus mes souvenirs ?

Jeudi 25 mars 1999.

J'ai 25 ans, un quart de siècle que je traîne ma jeune carcasse sans savoir trop quoi en faire. Je ne suis pas très à l'aise avec mon corps, je ne l'aime pas… Bon, je suppose ne pas être le seul à avoir ce type de problèmes existentiels, mais c'est un fait. « *Nous ne sommes pas seulement corps, ou seulement esprit ; nous sommes corps et esprit tous ensemble* », écrivait George Sand. Alors ça, je n'arrive absolument pas à le faire !

Le cannabis me permet de mieux accepter les choses, enfin de m'en foutre éperdument ! Il a ce pouvoir de mettre en suspension mes pensées, mes colères mais aussi mes envies. Je me souviens de ces premiers joints fumés, de ces fous rires, de ces fringales nocturnes. Tout cela n'est plus, je fume par habitude, sans me poser la moindre question. À présent, il n'y a pas besoin d'occasions spécifiques ; c'est peut-être que je suis accro comme on peut l'être d'une femme ? Enfin, je ne sais pas, je prétends souvent que « *j'arrête quand je veux* », mais je n'ai jamais essayé d'arrêter… Après tout, pour quoi faire ? Je ne vois absolument pas l'intérêt de stopper une consommation qui, au fond, me convient ! Ce serait ridicule que je me prive d'un plaisir ! Cela n'aurait aucun sens pour moi. Personne ne m'a jamais dit que j'abusais avec le cannabis...

Et puis, à un quart de siècle, on a besoin de faire la fête ; on a besoin d'expérimenter des choses, on a besoin de s'amuser ! J'ai l'impression que je ne pourrais jamais m'amuser sans me défoncer. Je me sens nul lorsque je ne consomme pas. Je suis toujours en mode hypervigilance intellectuelle. Je n'arrive pas à arrêter de penser et, j'avoue, cela peut être épuisant. Alors je déconnecte, je freine ce cerveau indomptable. Parfois, je me dis que lorsque l'on n'arrive pas à dompter son cerveau cela signifie que l'on est fou… Alors les drogues m'éloignent de la folie, elles m'éloignent de ce que je ne maîtrise pas. C'est un peu magique avec les produits, les effets me font du bien, ça me remplit, ça me comble et ça m'apaise. Un vrai élixir ! Un baume pour l'âme !

Hier soir, je suis sorti dans un bar près des Champs-Élysées. Je m'aperçois que je me fonds partout, dans tous les milieux, sans rien rechercher de particulier. Je suis curieux et silencieux, solitaire et sociable, timide et extraverti… Comme un caméléon, je m'adapte à l'environnement pour y être au plus près, pour ressentir l'ambiance. Et j'ai bu, toute la nuit, en faisant des escales aux toilettes pour me repoudrer le nez… J'ai discuté avec des gens dont je ne me souviens absolument pas, de choses dont je ne me rappelle pas plus…

Qu'est-ce que je recherche dans ces errances nocturnes ? Je ne le sais même pas. Je passe le temps, je le tue en ayant la sensation de faire quelque chose. Mes tickets de carte bleue me remémorent, parfois, les lieux, les consommations ou diverses activités noctambules. Je me réveille, d'autres fois, en des endroits inconnus, sans savoir comment j'y suis arrivé…

Jeudi 24 juin 1999.

Il est 5h du matin, je me réveille dans les escaliers qui montent au Sacré-Cœur… J'ai la tête dans un étau, un bras endolori ; j'ai chaud, puis j'ai froid. À ce moment précis, je me demande comment j'ai pu arriver là. C'est flippant, j'ai oublié tout de ma soirée. De vagues souvenirs reviennent à ma mémoire ; de la musique, des visages, des ombres… Ce matin, le jour se lève devant mes yeux embués, mon cerveau embrumé n'a plus l'entrain habituel. Il tourne au ralenti comme un encéphale plat…

Paris s'éveille pendant que je culpabilise… J'ai honte de moi, de ces pertes de contrôle, de prétendre maîtriser alors que je ne maîtrise plus grand-chose. Paris s'éveille sur ma grisaille interne, le soleil monte dans le ciel parisien alors qu'un orage s'abat sur moi. Après la fête vient la défaite. Je retrouve un joint à moitié consommé à côté de moi, après tout… Je le rallume, ferme les yeux et tout me revient…

J'ai commencé la soirée dans un cabaret du 11ème arrondissement, ce genre d'établissement peu fréquentable de la capitale. Lumières tamisées, musiques orientales, des femmes qui dansent pendant que des hommes boivent. Typiquement les ambiances que je n'apprécie guère mais je suis là, assis sur un sofa, une bouteille de champagne trône sur une table basse.

La valse des serveuses qui, de table en table, abreuvent nos gosiers soiffards... Je me sens complètement décalé dans cet endroit, une ambiance pesante règne en ces lieux. Les hommes jouent leurs rôles en mesurant leur testostérone, les verbes sont hauts, aussi hauts que les taux d'alcoolémie. Un type met une main aux fesses de la serveuse qui le repousse... Elle s'avance vers moi et me demande si tout se passe bien. Le même type agrippe cette femme à son passage. Je me lève et lui demande de la laisser tranquille. Il s'agace et me met un coup de bouteille sur le bras. Un mec, sûrement un videur, s'approche et me demande de sortir. Lorsque je quitte l'établissement, il me prévient que la prochaine fois je ferais mieux de m'occuper de ce qui me regarde... C'est un problème, cela, quand même, si tout le monde ne devait s'occuper que de ce qui le regarde ; en fait, on ne s'occuperait de rien...

Le jour se lève sur Paris, mes rêves s'envolent avec la fumée blanchâtre de mon joint de cannabis. L'avenir appartient à ceux qui se lèvent tôt mais il appartient surtout à ceux qui se permettent de rêver. Je ne rêve plus depuis bien longtemps, le shit anesthésie l'activité onirique, il la réduit à néant, au néant... Le jour se lève alors que je ferme les yeux. Je les ferme en songeant à mon fils qui dort à la maison, une larme coule sur ma joue. Je devrais être près de lui et je suis là, las, à cuver mon amertume, à ruminer ma vie.

Jeudi 23 septembre 1999.

Je remonte d'Espagne, grosse cylindrée, coffre chargé... De l'argent vite gagné et immédiatement dépensé dans des plaisirs futiles et éphémères. J'ai bien conscience des risques que je prends et de la valeur morale de ce fric. L'argent qui achète tout mais pas l'essentiel. Mais aujourd'hui, j'en ai besoin pour payer mes consommations. Alors, effectivement, je pourrais faire autrement, mais je ne sais pas faire autrement... Cela fait quelques semaines que je fais ces voyages ibériques express. Au départ, bien entendu, pour l'appât du gain ; mais il y a cette adrénaline, ça me fait du bien de la ressentir cavaler dans mon corps, dans mon cerveau et me mordre les entrailles… Car oui, j'ai peur, peur de perdre ma liberté, d'être éloigné de mon fils mais… Les conséquences ne me freinent pas, l'adrénaline est plus forte que ma raison. Tout comme les drogues sont aussi souvent, très souvent, plus fortes qu'elle…

Dans ma tête, il y a ces rêves enfouis… Je fantasme ma vie et noie mes rêves…

Un hangar de la banlieue parisienne… Les corps bougent sur de la musique électro, ils bougent au ralenti sur un tempo rapide. J'ai bien conscience d'être en pleine montée mais tout à l'air parfaitement réel… Les visages se déforment lorsqu'ils s'approchent de moi. Cela pourrait faire peur mais je ne ressens aucune crainte, je suis simplement curieux. Je sais que je suis en train de faire une expérience avec ces champignons hallucinogènes mais je ne contrôle rien. J'ai l'impression d'avoir les jambes en coton et de marcher avec autant de lenteur que ces danseurs. Les scènes se modifient très vite, je cligne des yeux et les couleurs sont différentes. Je me retourne et les sons changent aussi rapidement… J'essaie de rassembler mon esprit pour rendre tout cela cohérent mais ce n'est pas possible en fait… Alors, je m'assois par terre, près d'un gros bidon d'huile. Et je discute seul, enfin, il me semble que je suis seul. Je parle pour me rassurer, pour garder un brin de cohérence, pour ne pas sombrer dans une folie qui me fait horriblement peur…

Mais la folie qui me tétanise le plus, c'est bien celle de l'homme… Et c'est cette folie humaine qui me perturbe le plus. Je hais la tristesse, la misère, l'injustice ; elles me font mal physiquement ces tristesses, ces misères et ces injustices. Je m'en suis aperçu récemment en croisant un SDF qui allait vraiment mal. Je me suis senti pris de spasmes et j'ai vomi mes tripes sur le trottoir. La détresse de cet homme est venue me frapper dans mon corps tout entier. Après avoir dégueulé mes émotions, je suis allé voir cet homme d'une cinquantaine d'années et je lui ai proposé de lui payer l'hôtel pour qu'il puisse se reposer…

Jeudi 23 décembre 1999.

Bientôt un nouveau millénaire ! Lorsque j'étais petit, je m'imaginais que, dans très longtemps, en l'an 2000, je serai astronaute ou ingénieur en informatique… Les étoiles me fascinaient et les fourmis aussi. De l'immensément grand à l'infiniment petit. Le ciel me paraissait organisé comme une fourmilière, chaque étoile savait, exactement, ce qu'elle avait à faire. Je contemplais donc les étoiles en rêvant de pouvoir les chevaucher et j'observais les fourmis avec fascination. Avec le recul, je pense que cette organisation me rassurait. Je crois que j'avais besoin de me dire que les choses pouvaient être structurées. Très jeune, aussi loin que je puisse m'en souvenir, ce sentiment d'insécurité m'envahissait. Je réfléchissais beaucoup déjà et regardais le monde des adultes avec un sentiment ambivalent ; cette société d'adultes me fascinait moins que les étoiles ou que les fourmis mais m'attirait intellectuellement …

On fête la fin de l'année au boulot… Nous nous sommes cotisés pour un repas de fête, apéro, vin, digestif compris et à volonté ! Ces festivités professionnelles sont, parfois, souvent en fait, propices à des dérapages. L'alcool aidant à des malentendus, et des interprétations embuées par un taux d'alcoolémie en hausse. Plus la journée passe et plus les risques que ça parte en couille augmentent. Certains le savent et filent avant que ça ne dégénère. Moi, jamais ! Je reste toujours jusqu'à la fin, jusqu'à la dernière goutte ou jusqu'à ce que je m'endorme sur un coin de table…

Nous sommes une quinzaine pour ce repas, tous passablement alcoolisés refaisant un monde qui n'aurait ressemblé à rien si nos vœux avaient été exaucés ! Les verbes sont hauts, l'alcool augmente pour certains, symboliquement, leur taux de testostérone. Les blagues sont grasses, les propos incohérents et nous avons le sentiment d'être intelligents et même plus intelligents que les autres… Je me rends bien compte de cela, de ces mécanismes qui s'enclenchent lorsque nous consommons. Je sais, au fond, que lorsque je bois, je suis un peu con et c'est un euphémisme que de le dire !

Et puis, des filtres sautent lorsque je consomme ; complètement désinhibé, je peux me laisser aller à faire des trucs que je ne ferais jamais dans la vraie vie. Lorsque j'entends que l'alcool montre la personne telle qu'elle est en réalité cela me fait bondir ! Bien sûr que non ! Je suis, au contraire, l'inverse de ce que je peux montrer lorsque je suis fortement alcoolisé. Je déteste la violence et, pourtant, il m'arrive de me battre, pour rien, pour un mot ou un regard… Pour des putains de conneries ! Je hais l'impolitesse et, pourtant, je peux être goujat sans raison sinon celle d'être alcoolisé. L'alcool n'excuse pas mes égarements, j'en suis responsable, bien entendu, seulement je ne serais pas ainsi sans consommer.

Ce soir, j'ai des étoiles et des fourmis dans les yeux… Je rêve à l'enfant que j'ai été, ce petit être fragile qui a dû s'adapter en se forgeant une carapace pour ne pas être égratigné par des adultes qui ne comprenaient rien… Et je l'ai conservée, cette armure d'écailles, c'est devenu pour moi un réflexe que de me protéger de la brutalité émotionnelle. J'ai pris cette habitude d'éviter les gens et les situations qui généraient en moi trop de secousses. Les drogues agissent sur moi comme un abri antisismique, comme un lieu où il ne pourrait rien m'arriver… Au moins émotionnellement. Je maîtrise mieux les douleurs physiques que ces séismes émotionnels…

Jeudi 23 mars 2000.

L'aiguille se plante dans ma veine gonflée de désir, la pression que j'exerce sur le piston délivre dans mon corps une horde de chevaux sauvages… La cocaïne se propage avec une telle fulgurance que j'en suis renversé, mon corps se secoue de plaisir. Je n'ai jamais ressenti quelque chose d'aussi intense avec un produit, j'ai l'impression d'être inondé de bien-être !
Je me suis retrouvé dans cet appart avec des personnes que j'ai rencontrées quelques heures plus tôt près des Champs-Élysées. Et me voilà en train de m'injecter de la cocaïne. C'est une fille, Cassandra, qui a préparé le shoot ; elle m'a prévenu : « *Tu verras, ça n'a rien avoir avec la sniffette. C'est de la bombe atomique !* ». Effectivement ! C'est une déflagration que je ressens, une explosion interne et ça fuse dans tous les sens !

Après le beau temps, vient aussi la pluie… Puis l'orage ! Je me sens très mal, je ne me supporte plus. J'aimerais pouvoir me sentir bien mais je ne ressens que du dégoût envers moi-même. La redescente est très compliquée, j'enchaîne les joints de cannabis et les bières mais ça ne m'apaise pas vraiment. Après l'euphorie viennent l'hiver glacial et ce sentiment de culpabilité.

Je vais être papa pour la seconde fois ! Dans moins de six mois, un autre être humain montrera son bout de nez. Être père, pour moi, c'est apprendre à aimer ; à aimer sans retour. C'est être ce guide qui permet de grandir en sécurité, de s'épanouir dans le monde qui leur est offert… C'est, un peu, être comme un tuteur qui permet de pousser droit… Tout ce qui touche à la paternité m'émeut, l'absence d'une figure paternelle est, très certainement, liée à ces émotions. Je crois que je ne suis pas un si mauvais père, j'essaie de faire avec des codes que je n'ai pas reçus. J'essaie de faire avec ma sensibilité, avec mon amour ! J'aimerais être meilleur, oui, j'aimerais être le meilleur des papas !

J'ai fait un rêve, cela faisait une éternité que je n'avais pas réussi à remonter un rêve à ma conscience… J'étais enfant, je riais, mais de ce rire qui vous fait chavirer le cœur ! Ce rire d'enfants heureux, cette mélodie si douce du bonheur ! En me réveillant, j'ai pris conscience que je ne le connaissais pas ce rire d'enfant. J'ai pris conscience que je n'avais pas de trace de ces instants de bonheurs insouciants. Je ressens ce besoin d'entendre mes propres enfants rire de joie ! Je voudrais leur offrir ces codes que je n'ai pas eus moi-même.

La nuit fait place à cette journée. Je suis sur mon balcon, je fume le dernier joint de la journée. Ce rituel du dernier pétard qui me permettra de m'endormir sans angoisse. Comme un somnifère, j'utilise les drogues pour trouver refuge dans quelque chose de plus doux. Comme un doudou qui me rassurerait de mes angoisses d'enfant, qui me permettrait de ressentir cette présence réconfortante… Le bédo-doudou symbolique fait office de ce qui a pu me manquer. Je ne suis, aujourd'hui, pas certain que les réponses à mes maux se situent dans ma petite enfance mais, intuitivement, je sais que ces premières années de mon existence ont laissé des traces.

Jeudi 22 juin 2000.

Quand je serai grand, je serai heureux ! C'est quand même un sacré vœu que j'avais fait lors de mes 7 ans! Mais c'est vachement subjectif cette notion de bonheur après tout. Cela dépend de notre propre perception de ce qu'il pourrait être. À 7 ans, je voulais être prêtre et heureux…

« *Quand ce que vous pensez, ce que vous dites et ce que vous faites sont en harmonie, le bonheur vous appartient* », disait Gandhi. Rien n'est vraiment en harmonie chez moi, c'est un peu le bordel entre ce que je pense, ce que je dis et ce que je fais… Je suis souvent tiraillé entre mes valeurs et mes actes, entre mes désirs et ma réalité. Tout comme lorsque j'avais 7 ans, j'aspire toujours à ce bonheur juvénile. En réalité, je recherche surtout une forme de paix intérieure, un équilibre… J'ai souvent l'impression d'être en complet décalage avec moi-même. Même s'il est vrai que je me sens également en décalage avec bon nombre de gens que je peux côtoyer…

J'ai, souvent, le sentiment de m'ennuyer ; de ne pas apprendre suffisamment de choses, de ne pas avoir un métier qui me plaise, de ne servir à rien… J'ai cette sensation de ne pas être utile et de ne pas m'épanouir… L'alcool me fait oublier ce sentiment d'inutilité, il remplit les vides, il bouche les trous de mes carences existentielles. L'ivresse me permet de tromper l'ennui, elle me permet de faire défiler le temps… Ces ivresses me font surtout me duper moi-même en anesthésiant mon cerveau. Je sais, au fond, qu'il s'agit d'un leurre, mais j'ai l'impression de ne pas avoir d'autres solutions. Je ne pense pas être alcoolique car je ne bois pas le matin ; j'aime simplement ces états seconds. Après tout, je ne fais de mal à personne… Enfin, je crois…

Je me retrouve la tête dans le caniveau, vomissant mes tripes sur le bitume. La lune est haute et brillante alors que moi je suis petit et lamentable… Les étoiles brillent dans le ciel alors que celles de mes yeux sont éteintes… Il est 4h du matin, et j'échoue lamentablement sur les rives d'une alcoolisation massive. Je recherche cet état de défonce totale, jusqu'à ramper au sol comme un ivrogne perdu. Je sais déjà que, demain, sera un jour de culpabilité, de honte, peut-être même de dégoût de moi-même…

Je laisse des larmes d'amertume sur ce trottoir gris et triste. Aussi gris et triste que je puisse l'être en ce clair de lune. « *Au clair de la lune, mon ami Pierrot…* » Lorsque je serai grand, je voudrais être heureux, disait l'enfant en moi… Que s'est-il passé pour que je ne le sois pas à ce point ? Qu'ai-je mal fait ? Qu'ai-je fait de mal ?

Ce sont mes réflexions, là, allongé sur le trottoir à cuver mon désespoir, à étouffer ma rage de vivre... Mais, peut-être, ne suis-je pas encore grand ? Peut-être ai-je arrêté de grandir lorsque l'insouciance s'en est allée ? Je crois que je devais avoir 2 ans, peut-être 3 maximum... Je crois que je n'avais pas le droit de pleurer, pas le droit d'exister, pas le droit d'être... On ne peut étouffer un enfant sans que celui-ci en garde des cicatrices éternelles...

Jeudi 28 septembre 2000.

Alyson est née, le 11 septembre ! Ce petit être humain m'a bouleversé, je ne saurais expliquer avec précision ce que j'ai ressenti... Ben est comme mon ombre, mon bras droit ; Alyson est comme mon âme, sensible. Lorsque l'on est père, on se doit d'être grand, responsable et sécurisant. J'admets que je ne me sens ni grand ni très responsable, mais je pense apporter la sécurité nécessaire à l'épanouissement de ces deux petits êtres. Pour moi, la base de cette sécurité se nomme Amour ; je suis persuadé que ce socle d'amour permet de s'enraciner solidement. Cet amour inconditionnel dont je les nourris imprime sur leurs visages une satisfaction affective.

Je sors un peu moins en cette rentrée scolaire, j'essaie de moins perdre le contrôle de ma vie. Je consomme beaucoup de cannabis, entre sept et dix joints par jour ; je bois, quasiment tous les jours, mais un peu plus raisonnablement. Disons qu'en ce moment j'en suis à deux ou trois cuites par semaine... Je prends beaucoup moins de cocaïne également, ce qui n'est pas si mal... J'ai le sentiment de consommer presque normalement, presque comme tout le monde !

En fumant mon joint ce matin, je me posais une question toute conne : « *Qu'est-ce qu'il m'apporte ce THC que je consomme du matin au soir ?* ». Dans quel état suis-je avant de consommer ? Je crois, bien entendu, qu'une forme d'habitude s'est installée mais cela doit bien m'apporter quelque chose pour que je poursuive ainsi ? L'être humain est conditionné pour cela, si je consomme c'est, aussi, parce que cela m'apporte du plaisir ! Enfin, c'est un peu flou quand même, cette barrière entre plaisir et habitude... Je ne me pose jamais ce genre de questions habituellement. Mais, ce matin, j'y réfléchis pour essayer de comprendre, de me comprendre. Je me pose toujours des centaines de questions, sur tout, tout le temps. J'ai l'impression que mon cerveau fait les trois-huit à lui tout seul ! Du lever au coucher, il mouline, cogite, élabore, construit, détruit, reconstruit... Et j'ai, parfois, envie de le faire taire ! Par tous les moyens possibles.

Le jour se couche sur cette journée, je suis là, allongé sur le canapé. Ben s'est endormi paisiblement. Alyson a préféré la sécurité douillette de mon ventre pour s'apaiser...

Jeudi 28 décembre 2000.

Cette période entre les deux fêtes de fin d'année est, toujours, un moment où mes consommations ont tendance à augmenter. Les repas, les apéros, les pièges... La perspective de nouvelles résolutions que je ne tiens jamais mais que je réitère toujours... Un type disait : « *La plus grande probabilité de voir nos vœux accomplis laisse encore un doute ; c'est pourquoi, quand nos espérances se réalisent, nous sommes toujours surpris.* »

Je danse sur une table d'un établissement parisien... Je tourne, tourne, le cerveau électrisé par la cocaïne et le champagne. Nous sommes tous surexcités, boostés par les rails de coke. Je suis le roi du monde !!! Le roi d'un monde synthétique comme cette cocaïne. Un roi qui sera déchu lorsque la descente s'amorcera. Le roi éphémère, un fils de rien...

Je me suis toujours senti comme un fils de rien, sans attache, sans lien. Je me suis créé mon univers sur cette base bancale.

J'en ai conscience aujourd'hui, même si je m'enfuis de cette réalité intérieure que j'enfouis. Au fond, j'ai ce sentiment de m'être construit seul, comme un orphelin, je me suis souvent senti abandonné. Alors, j'ai trouvé mes propres stratégies, les rêves, l'imaginaire, l'observation… Je me suis plongé dans les livres, baigné dans les histoires et je me suis rêvé. Tous les enfants rêvent mais moi, je rêvais tout le temps. Je préférais cet espace onirique plutôt qu'une réalité qui me paraissait fade.

Puis l'alcool, le cannabis et les autres produits sont venus remplacer ces rêves. Mon territoire d'évasion est, aujourd'hui, bien moins onirique ; il se joue de la chimie de mon cerveau. Il s'agit, là aussi, de stratégies d'évitement, j'en ai parfaitement conscience.

Je me comprends mieux aujourd'hui, j'ai beaucoup étudié le cerveau et ses mécanismes. J'ai lu des dizaines de bouquins sur la psychologie, cette science de l'âme. Mais entre comprendre et faire bouger les choses, il y a un fossé qui me semble infranchissable. Je ne sais pas exactement ce qui peut me bloquer, j'ai cette sensation d'être embourbé dans les méandres de mon enfance… Je ne me sens pas prêt à revisiter mes fuites…

Le jour se lève, je suis dans ma cuisine, j'allume un joint, il n'est pas 9h… La maison est calme, les enfants dorment et moi je pleure… Paradoxalement, cette tristesse ne me rend pas triste ; elle génère, en moi, cet état d'introspection. Je voudrais tant être comme tout le monde, ne pas me sentir en décalage, ne pas ressentir avec autant d'intensité... Cela me semble être un chantier titanesque, j'ai l'impression de devoir agir sur un champ de ruines… Peut-être qu'un jour je pourrai être l'ouvrier de ma vie. Peut-être qu'un jour je pourrai être en paix avec moi-même… Cela, j'arrive encore à le rêver entre deux anesthésies cérébrales… Dans ces peut-être, il y a l'espoir qui brille encore dans un coin de mon âme…

Jeudi 29 mars 2001.

Je ressens que ça bouge en moi… En psychologie, on prétend que le « ça » représente le pôle pulsionnel, la partie la plus chaotique de la personnalité. De ce fait, les choses les plus contradictoires peuvent exister et cohabiter. Alors, je ne saurais expliquer clairement ce qui se joue mais mon inconscient et mon conscient se livrent bataille. Je me sens comme un funambule sans filet, dans un comportement ordalique qui serait confié à une entité que je ne reconnais pas. J'avance à l'aveuglette, sans trop savoir où je vais… Ce fil tendu n'a pas de but sinon celui de tester mon équilibre précaire. Alors, je progresse, sans vraiment de prudence, mais je ne tombe pas. Une énergie vitale me permet de rester debout.

La nuit est mon terrain de jeu, tout est différent le soir venu… Les bruits, les couleurs, les odeurs, les gens… « *La nuit, tous les chats sont gris* », et moi, je suis grisé par cet ecstasy qui circule dans mon corps. J'aime cette douce montée qui m'enveloppe comme une couverture de soie. Ces pilules aux noms improbables m'entraînent dans un monde plus doux… Là aussi, j'ai bien conscience d'une forme de supercherie mais j'en fais fi. Ce qui m'intéresse, ce sont les effets que cela a sur moi. Et ce produit chimique sait m'apporter ce dont j'ai besoin. Ce bien-être simple, et cette douce insouciance. J'apprécie de m'isoler dans ces moments-là, je profite de la réaction chimique dans mon cerveau pour réfléchir de manière plus posée.

23h35… La tête dans les chiottes d'un bar… Malade d'avoir trop bu, trop fumé, trop tiré sur la corde. Mon corps me dit parfois : « *Stop ! J'en ai marre ! Je n'en peux plus mec !* »

Selon Bouddha, « *celui qui se livre à des méditations claires trouve rapidement la joie dans tout ce qui est bon. Il voit que les richesses et la beauté sont impermanentes et que la sagesse est le plus précieux des joyaux.* » J'aspire à cela, simplement de pouvoir être en paix avec moi-même. Au fond, je suis certainement mon pire ennemi alors que ce serait si doux de pouvoir être mon meilleur ami. Alors, j'admets aisément que ce n'est pas gagné mais j'aimerais bien essayer de faire la paix avec moi-même. Je m'endors sur ces réflexions, le cœur lourd léger ; l'âme bousculée, le corps meurtri par la maltraitance que je lui inflige.

Jeudi 28 juin 2001.

« *La conscience n'est dans le chaos du monde qu'une petite lumière, précieuse mais fragile* » (Céline).

Je me sens pris dans le tourbillon de ce chaos, comme si mon monde intérieur était menacé d'un effondrement. Ce monde intérieur dans lequel tout se mélange, tout se noie, est comme une terre brûlée. Je ressens une fragilité intérieure encore plus importante. Malgré ce que je peux dégager de force et de tranquillité à l'extérieur, je sais, au fond de moi, que c'est un jeu de dupes. Je joue un rôle qui me permet d'évoluer à peu près normalement. Je suis le comédien de ma propre tragédie.

J'ai la sensation de vivre plusieurs vies en une seule ; la mienne… Père attentif, noctambule festif, trafiquant par nécessité, poète de mes émotions. Je surfe sur les vagues de ces vies qui m'appartiennent à mi-temps.

2h22… Un squat du 19ème arrondissement, ces lieux où sont réunis artistes, junkies et punks à chiens. Sur trois étages, trois ambiances différentes, les junkies sont au 3ème étage. Depuis très jeune, peut-être une dizaine d'années, j'ai été attiré par ces personnes qui utilisent des drogues pour modifier leurs perceptions. Je me souviens des toxicomanes de la porte de Vanves qui se fixaient dans les cages d'escaliers. J'étais intrigué par ce qu'ils dégageaient de souffrances en même temps que de satisfactions. J'aurais pu en avoir peur avec leurs teints blafards et leurs corps décharnés. Mais, au contraire, j'avais envie de m'en approcher comme s'il s'agissait de frères d'infortune. Dans l'atmosphère calfeutrée, je respire cette cocaïne ; elle apaise mon chaos, elle repousse l'idée d'un effondrement brutal et imminent. Ces quelques grammes sont comme un parachute qui ralentit la chute…

5h50… Je me réveille allongé en chien de fusil, à même le sol, au milieu de bouteilles vides et de corps endormis ou semi-conscients. Je cherche mon paquet de clopes et je m'aperçois que l'on m'a volé mon portefeuille et tout ce qui pouvait avoir un tant soit peu de valeur… Je fume un joint taxé à un de ces corps inconscients ; je renverse la tête et aspire sur le cannabis. J'aimerais être ailleurs, dans un ailleurs plus serein, où je me sentirais bien, à ma place, en sécurité.

DÉFLAGRATION…

Jeudi 27 septembre 2001.

Effondrement… Le 11 septembre 2001, les attentats, ces morts, cette horreur. J'étais à la bibliothèque à l'heure où les tours se sont effondrées… C'était l'anniversaire d'Alyson, ses 1 an…

Ce même jour, tard dans la soirée… J'ai senti comme une déflagration en moi, quelque chose de puissant, quelque chose qui remontait du plus profond de moi… Je me suis senti mal, en sueur, tremblant, suffoquant, avec cette sensation d'une mort imminente. Je suis sorti, j'ai marché, j'ai parlé tout seul pour me rassurer, j'avais des vertiges… L'angoisse prenait tout l'espace de mon corps, de mon cerveau ; comme un volcan qui serait rentré en irruption… J'implosais et explosais simultanément avec aucune maîtrise sur quoi que ce soit. Puis ça s'est apaisé, un peu, j'étais lessivé, la fatigue que je ressentais m'était complètement inconnue. Mon corps était endolori, mon cerveau était fixé sur l'expérience qu'il venait de vivre.

Cela fait 15 jours que ça s'est passé et, depuis, chaque jour, dès le réveil, je ressens cette angoisse vrombir. Le cannabis accentue ces montées d'angoisses, l'alcool apaise un peu, l'ivresse évanouie… J'ai un peu peur de ces nouvelles réactions internes et externes. Peur de devenir fou, de perdre pied complètement, peur d'en parler.

Le jour se couche, mon whisky remède-à-tout panse mes plaies et apaise mes maux. Comme un médecin attentif, une infirmière de l'âme ; il diffuse en moi l'élixir miracle. Celui qui, le temps d'un instant, me permettra de ne plus être en hypervigilance ; qui me délivrera du mal qui me ronge… J'en ai consommé une bouteille dans la journée, par petites gorgées, comme un sirop pour la toux. L'alcool que je consommais pour faire la fête m'évite, aujourd'hui, de perdre la tête. Je n'ai plus la sensation d'être à la fête, je consomme pour apaiser mon malaise.

Voltaire disait : « *La tristesse et la crainte, deux sentiments bien désagréables. Ajoutez-y les regrets, c'est le pire état d'âme* ». Je crois que je ressens tout cela, cette tristesse impalpable, cette crainte sans identité et ces regrets cachés. Mon âme en est meurtrie, je saigne de l'intérieur de blessures invisibles à l'œil nu. Derrière mon masque se cachent une souffrance indicible, des cicatrices purulentes et un goût de mort… En moi sommeille l'enfant que je n'ai jamais été ; celui que je ne serai jamais. Au-dessus de mon berceau s'est penchée la mauvaise fée ; celle qui portait mieux l'épée que la baguette. En moi sommeille l'adulte que je ne veux pas être par peur de renoncer à cette absence d'enfance. En moi sommeille mon identité, celle que je ne mets pas en lumière. Cette sensibilité qui prend toute la place, ce cerveau en surrégime, ce corps dont je ne sais quoi faire…

Jeudi 27 décembre 2001.

Je me réveille le ventre mordu d'angoisse… Au fond, je la connais bien cette angoisse, elle m'accompagne depuis bien plus de temps que je ne l'ai identifiée. Elle a certainement une fonction, un intérêt dans mon fonctionnement psychique. Je pense aussi que je l'entretiens, enfin, je l'anticipe, m'y prépare et elle arrive. Vivace, parfois violente, d'autres fois sournoise ; elle prend toute la place, trop de place, elle m'envahit…

La lame du couteau en céramique posée sur mon poignet gauche, j'appuie… J'ai tant envie que ça s'arrête, j'ai peur de devenir fou… Je relâche la pression, laissant une marque perlée de sang. Je ne ferais pas ça, mes enfants ont besoin de moi autant que j'ai besoin d'eux. Et puis, au fond de moi, je l'aime cette putain de vie, je sais que je peux m'en sortir. Le fait de me confronter à cette réalité de la vie et de la mort me fait prendre conscience de ce cadeau de l'existence. C'est con mais, à cet instant précis, je me sens en vie !

J'ai pleinement conscience de l'aspect chimérique de mon comportement mais je n'ai rien trouvé de mieux pour me sentir bien. Enfin, pour ne me sentir pas trop mal… Alors, je m'ajuste pour pouvoir vivre normalement. Certains cultivent leurs différences, mais moi, j'aimerais me fondre dans la masse. J'aimerais disparaître dans cette masse, m'y baigner, m'y sentir bien, m'y sentir à ma place.

Quelqu'un a écrit : « *Une même chose à différentes faces, selon qu'on la regarde différemment ; et de là vient que les uns prennent plaisir à tout, et les autres à rien.* »

Je crois, effectivement, que l'on peut modifier toute chose en changeant son regard. Pas seulement son regard mais en modifiant l'angle de ses émotions. Je suis souvent embourbé dans mes pensées qui cavalent dans tous les sens, je crois que ce fonctionnement cérébral ne me permet pas d'avoir cette distance nécessaire à une pleine compréhension de ce que je vis. Mes pensées vont plus vite que moi…

Je suis couché, dans le noir: « *Ohhhh oui ! Je l'aime cette putain de vie !* ». Et je crois que j'ai le droit de vivre, le droit d'être heureux, le droit d'être tout simplement. Les carapaces et les masques ne sont que des leurres qui ne dupent que moi au fond. Peut-être devrais-je poser les armes et faire la paix avec moi-même ? En ai-je la capacité ?

Jeudi 28 mars 2002.

Bob Marley disait : « *Combats le diable avec cette chose que l'on appelle l'Amour* ».

Je crois, intimement, que l'Amour est le carburant de la vie. Je ne parle pas de cet amour charnel ou intéressé ; je songe surtout à l'Amour universel. Je pense, sincèrement, que l'être humain est naturellement bon. Parfois, je me dis que l'on n'a peut-être pas les bons codes, car autant je pressens la nature propre de cet amour universel ; autant certaines natures inhumaines me dépassent… Et parfois, cette nature inhumaine me met mal à l'aise. Un mal-être intérieur, douloureux, mordant, déstabilisant… Je me sens de plus en plus sensible aux autres, enfin, ce n'est pas très clair pour moi mais j'ai la sensation d'absorber comme une éponge. Une éponge émotionnelle qui a besoin d'être essorée de temps en temps.

Je suis assis sur ces tabourets hauts qui ornent tant de comptoirs de bars. Comme un observateur dans son mirador, j'observe les va-et-vient, j'écoute les discussions, j'analyse les gestes… J'apprends l'être humain de cette manière, depuis tout petit ce fonctionnement fait partie de *mon école de la vie.* C'est comme un cours de sociologie pour moi ; je crois même que les meilleurs cours s'apprennent dans la rue au contact des gens. J'aime les gens dans leur complexité, dans leurs différences, dans leurs divers schémas de pensées. L'humain me fascine et me fait peur. Enfin, ce n'est pas lui qui me fait peur mais ce qu'il génère en émotions chez moi…

La journée s'achève, enfin le jour se lève, je déambule dans les rues de Paris… J'aime aussi cette ambiance de la capitale qui se réveille après une nuit calme pour certains, agitée pour d'autres ou bien encore fatale… Je marche en me sentant libéré d'un poids, en me disant que, peut-être, je vais pouvoir me sentir mieux « *pour toute ma vie* ». Comme si je me réveillerais d'un mauvais rêve, d'un vilain cauchemar… Mais, au fond de moi, je sais que la morsure de l'angoisse viendra me ronger les tripes dès qu'elle le pourra. Aujourd'hui, j'ai le choix entre me défoncer ou souffrir. Je crois que la décision est plutôt facile à prendre…

Le jour se lève à l'heure à laquelle je me couche… J'ai l'impression de bien dormir lorsque je suis enivré, repu d'alcool, de cannabis ou autres substances psychoactives. Je sais bien que ces sommeils chimiques n'ont, en réalité, rien de réparateur. Mais, j'ai moins peur de m'endormir lorsque je suis défoncé ; j'ai moins peur de tout lorsque je me trouve dans un état de conscience modifié.

Jeudi 27 juin 2002.

« *Il faut toute la vie pour apprendre à vivre* », Sénèque.

Alcool, cocaïne, cannabis, ecstasy… Cette soirée est le supermarché de la défonce. Je suis arrivé avec 300 pilules d'ecstasy, il est minuit à peine passé et je n'ai déjà plus rien. Alors je profite de la soirée, le cerveau en vrac, je déambule de groupe en groupe, de drogue en drogue. Ce savant mélange des produits rend bien différents les effets primaires de chacun d'entre eux. L'alcool adoucit la stimulation de la cocaïne et celle-ci exacerbe l'aspect perturbateur de l'ecstasy et du cannabis. Chaque produit a son effet selon ce que l'on recherche. Pour ma part, je ne sais pas vraiment ce que je recherche ce soir, je recherche un peu tout comme un gourmand. Je recherche l'évasion suprême, l'évanouissement intérieur, l'étouffement émotionnel ; je recherche un jeu avec la mort…

6h30… Les corps se mélangent comme les drogues… Chaque corps produit son effet éphémère. Les orgasmes sont travestis par les psychotropes, les rencontres improbables sont générées par les désinhibitions chimiques, les situations les plus folles sont créées par ces mélanges de drogues. Nous vivons dans un monde parallèle à la réalité. Comme des morts-vivants, nous écumons les nuits blanches à la recherche de sensations illusoires. Sommes-nous conscients du caractère superficiel de nos expériences ? Les corps et les cerveaux se grillent, s'usent, implosent et explosent. Et les âmes se brisent sur les rives de nos rêves anéantis…

11h25… Je m'enfonce dans un sommeil partiel ; mon corps semble au repos alors que mon cerveau galope toujours. Je rêve à demi éveillé, je rêve de prairies, de montagnes, de forêts… Je suis libre, léger comme le vent qui caresse les feuilles de ces hauts arbres. Je suis libéré de ces chaînes invisibles qui m'empêchent d'avancer.

Jeudi 26 septembre 2002.

Comme un anniversaire tragique, le 11 septembre 2001 résonne en moi. Depuis, cette date, ces attentats et tous ces morts, je suis en proie à ces crises d'angoisse. Chaque jour, avec plus ou moins d'intensité selon les évènements, je sens mon corps, mon cerveau, se mettre en alerte. L'énergie mobilisée pour contrôler ces débordements émotionnels est telle que je me sens complètement vidé. Je n'ai parlé à personne de ces angoisses, je pense que l'on ne pourrait pas me comprendre. J'ai bien dit à mon médecin que je me sentais stressé mais l'ordonnance de Prozac avec laquelle je suis sorti de son cabinet m'a dissuadé de communiquer là-dessus. J'ai jeté celle-ci dans la première poubelle que j'ai croisée… J'ai peur de perdre pied mais je refoule cet état d'être en m'anesthésiant.

« *Il reste toujours quelque chose de l'enfance, toujours…* ». Marguerite Duras.

J'ai grandi dans la rue, enfin, j'ai appris dans la rue… J'ai fait mes armes sur les trottoirs parisiens, jeune, très jeune, à l'âge où mes camarades commençaient à peine à ne plus croire au père Noël. À l'âge où l'insouciance caresse encore l'âme juvénile, je me suis construit en petit homme. Vif et curieux, je serpentais dans les rues de la Porte de Vanves, humant les gens, absorbant leurs savoirs avec avidité. Ces contacts asphaltiques m'ont montré que la vie n'était pas réduite à ce que je pouvais vivre dans l'étroitesse psychique de mon domicile. Je me sentais trop à l'étroit chez moi, et je ne parle pas d'espace mesurable ; mais bien d'un espace émotionnel et intellectuel.

23h52... Je ferme les yeux sur mon enfance et analyse l'adulte que je suis aujourd'hui. J'essaie de faire des liens, je tente de comprendre afin de mieux m'apprendre. Au fond, je ne connais absolument pas l'adulte que je suis aujourd'hui. Cela peut paraître con mais je n'arrive pas à me concevoir en tant qu'adulte. Je suis comme cet enfant qui arpentait les rues de la capitale dans un corps de grand. J'ai trop vite grandi et j'ai peur de grandir... Je n'ai aucun souvenir d'insouciance si ce n'est dans l'observation attentive des insectes, notamment les fourmis, ou des fleurs.

Minuit et des poussières de lune... Je suis allongé dans le noir, l'alcoolémie me permet de me sentir à peu près bien. Je mesure la chance que j'ai d'avoir deux enfants magnifiques, ces deux êtres à qui j'aimerais apporter ce que je n'ai pas eu moi-même. Cette sécurité affective, cette bienveillance, cet amour ! Ce serait, pour moi, comme briser un cycle familial qui perdure depuis des générations. Ce serait permettre à mes enfants de grandir différemment de ce que j'ai vécu. Ce serait leur permettre d'être heureux dans leurs futures vies d'adultes.

Jeudi 26 décembre 2002.

Je me sens usé, épuisé par ces abus d'alcool, de cocaïne et de cannabis. Ces derniers jours ont été particulièrement chargés. Qui craquera en premier ? Mon corps ? Mon cerveau ? J'ai conscience que, parfois, je joue à un jeu un peu dangereux. Je crois percevoir que ces consommations commencent à me faire du mal physiquement et psychiquement. Je ne sais pas comment faire et je pense que personne ne pourrait m'y aider. Et puis, je ne vois absolument pas à qui je pourrais me confier ;

je ne me livre que très rarement. Par pudeur, peur de gêner, par honte, par appréhension de l'incompréhension, par connerie peut-être…

Lorsque je suis physiquement et psychologiquement limite, je consomme moins, enfin juste le minimum vital. Cette consommation que je ressens comme minimum fait-elle de moi quelqu'un d'accro ? Je ne crois pas être dépendant, je pense que j'ai simplement besoin de consommer pour être cool. Après, je sais bien que je ne suis pas si cool que ça ; mais je me persuade du contraire. Cela me rassure de me dire que ce n'est pas dramatique. Mais, je ne suis vraiment pas sûr qu'il s'agisse de la vie que je souhaite !

Le whisky qui répare, qui soigne, qui éloigne et qui rapproche. Ces verres qui s'enchaînent et qui enchaînent. Ces litres qui me libèrent de mes chaînes invisibles, qui me délivrent pendant un instant. Ces bouteilles comme des bouteilles à la mer, comme des SOS d'un humain en détresse. Mais personne ne trouve ces bouteilles à la mer, elles restent sans destinataire à parcourir l'océan de mes blessures. Peut-être que je ne veux pas que l'on puisse les découvrir par peur de devoir modifier quoi que ce soit ? Alors, je ne dis rien, ne laisse rien voir, je me cache parfois.

Parfois, qu'il fasse beau ou qu'il pleuve, qu'il y ait du vent ou pas, rien ne m'atteint ou ne me touche. Rien n'a d'importance sauf ce spleen que j'entretiens avec moi-même. Plein de choses me touchent, me chamboulent mais je ne sais pas quoi faire avec ce plein. Alors, je me remplis pour éloigner ce trop-plein.

Une journée s'achève avec les relents de la veille, avec les amertumes de ces derniers jours d'abus. Je me sens tellement minable, tellement ridicule ; tellement rien ! Un jour, quand je serai grand, je serai, peut-être, un peu plus heureux. Je ne sais pas vraiment ce que cela représente. Une émotion ? Un sentiment ? Comment ça se matérialise le bonheur ? Comment ça se concrétise ? Comment ça se vit ? Les rideaux se baissent sur mes réflexions existentielles, la nuit est là, menaçante... Demain sera un autre jour... Quel truc à la con ! Bien sûr que demain sera un autre jour ; mais, au fond, ça change quoi ? Qu'est-ce qui pourrait changer ?

Jeudi 27 mars 2003.

Dans trois mois, je serai papa pour la troisième fois ; une petite fille verra le jour... Je l'aime déjà ce petit être, ce bout de moi ; ce morceau du meilleur de moi-même. Car oui, on offre à ses enfants le meilleur de soi ; et j'essaie de leur insuffler, chaque jour mon amour pour eux. Il faut savoir regarder dans les yeux de ses enfants, les regarder attentivement et y déceler l'Amour et l'innocence qu'ils portent en eux. Et, en étant bien attentif, on y remarque toute la beauté de l'espèce humaine dans sa plus grande pureté...

Il n'y a pas de manuel pour être parent ; pour moi, être père, c'est avant tout aimer. Aimer et protéger, faire en sorte que ces petits bouts de moi se sentent suffisamment sécurisés pour oser vivre pleinement. Mes enfants ne m'appartiennent pas, ils ont leur identité propre, leurs désirs individuels, leurs caractères. Et, être père, c'est aussi composer avec tout cela ; je ne projette pas sur mes enfants ce que j'aurais voulu ou pu être. Je les laisse se créer, se construire et rêver ; rêver leur vie avec leur douce insouciance. Et moi, tout ce que j'ai à faire, c'est simplement de les aimer pour de vrai. Il n'y a rien de plus destructeur pour un enfant que de ne pas se sentir aimé ou de se ressentir mal-aimé. Alors, bien sûr, qu'il n'y a pas plus de manuel pour aimer que pour être parent ; mais a-t-on le droit de ne pas aimer son enfant ? J'aime les enfants, les miens et tous les autres ; ils représentent notre avenir. Ils sont comme des champs de fleurs, la beauté pure, et mettent des couleurs à nos âmes...

6h45… L'angoisse me mange le ventre, comme un animal féroce qui se délecterait de mes entrailles. Je ne sais pas d'où elles viennent ces crises d'angoisse ; comme si elles ne m'appartenaient pas. Le plus difficile, c'est justement de ne pas pouvoir identifier leur provenance. Comme des passagères clandestines de ma psyché, elles m'occupent sans droit ni titre. En y réfléchissant, je pense qu'elles sont étroitement liées à ma sensibilité ; un aspect de ma personnalité que je ne maîtrise pas non plus. Cette sensibilité, je la côtoie pourtant depuis mon plus jeune âge, mais je ne la comprends absolument pas. Je ne sais pas à quoi elle sert, mis à part me faire ressentir les choses avec une intensité que je n'assume pas.

22h35… L'alcool noie tout, les angoisses, les émotions, les peurs ; il distille tout cela dans une amnésie rétrograde. Il permet d'oublier mais ne règle rien, il donne l'illusion le temps d'un instant éthylique… Je crois que je commence à percevoir tout cela mais, le problème, c'est que je ne sais pas faire autrement. Je crains d'affronter des choses qui me dépassent, je me sens démuni face à mon moi. Comme si je ne me connaissais pas vraiment, comme si l'on m'avait empêché d'être moi et que j'avais dû user de stratégies adaptatives. Comme si l'on avait étouffé celui que je suis et que l'on m'avait empêché d'être…

Je n'ai pas fait de complexe d'Œdipe et j'ai commencé ma crise d'adolescence à l'âge de 7 ans… Un peu tôt, je l'accorde, mais bien plus longue puisqu'elle ne m'a pas quitté cette crise d'adolescence. Je crois que je ne pourrai accepter l'adulte que je suis que lorsque j'aurai fait le deuil de l'enfance que je n'aurai jamais…

« *Ayant ton sort pour exemple, ton sort à toi, ô malheureux Œdipe, je ne puis plus juger heureux qui que ce soit parmi les hommes* », Sophocle.

Jeudi 26 juin 2003.

Anaïs est arrivée hier, comme une étoile scintillante, comme un astre solaire… La sentir contre moi m'a permis d'apprécier cet instant de vie et d'appréhender sa fragilité…

« *À ta naissance tout le monde rit, et tu es le seul à pleurer. Conduis ta vie de façon à ce qu'à ta mort tout le monde pleure et que tu sois le seul à sourire.* » Confucius.

Je rentre de la maternité, les enfants sont couchés, l'appartement est calme et je me sens plutôt serein ce soir. Je me verse un whisky de cow-boy, je ne connais pas le standard des doses ni les choses standards. Les normes me font peur. Je sais que je me sens souvent décalé, je ne comprends pas exactement mon mode de fonctionnement et je me persuade que les autres ne le comprennent pas plus…

L'alcool coule dans ma gorge, inonde mon corps et mon cerveau, il est chaud et doux, réconfortant. Comme un ami fidèle, un compagnon de déroute, un confident silencieux, un complice de Morphée… L'alcool qui rend les choses plus légères, qui rend le cœur plus léger, mais qui griffe l'âme…

Le cannabis pénètre dans mes poumons et mon encéphale, sa vapeur m'engourdit, mes pupilles dansent. Comme un pote qui endort, un coussin de coton, un bouton pause sur la console de mon cervelet… Le cannabis qui rend les choses compliquées inexistantes, qui rend le cerveau aérien, mais qui grille l'âme…

La cocaïne descend dans mes sinus, amère, elle roule le long de ma gorge. Elle monte, accélère les battements de mon cœur, elle me calme. Comme une mère attentionnée, une amie à penser, une princesse rêvée, une vie fantasmée… La cocaïne qui rend les choses plus fluides, qui rend l'esprit plus vif, mais qui pervertit l'âme…

23h50… La bouteille se termine et elle me termine. Je ne sais plus trop qui boit qui dans cette histoire… Je ne sais pas non plus qui a le contrôle sur qui ; mais est-ce important ? L'alcool festif a laissé place à l'alcool pour rien, juste par habitude, pour soulager, pour panser… Le cannabis plaisir s'est fondu dans une consommation ritualisée ; pour oublier, pour réparer… La cocaïne sociale s'est isolée au profit de rails en solo ; juste pour calmer mes pensées, pour y mettre de l'ordre en y foutant la pagaille…

Jeudi 25 septembre 2003.

Je vais avoir 30 ans dans quelques mois, ça me fait un peu peur. Pas spécialement le fait de vieillir, mais je me dis que tant que l'on a 20 ans tout est permis, le privilège de l'âge… Quelle est, réellement, la différence entre le moi d'aujourd'hui et celui que je serai dans un peu plus de trois mois ? Le temps est une notion bien subjective au fond.

Je me réfugie dans l'écriture pour exister… J'écris de la poésie, des chansons, des réflexions, des pensées… Je me souviens de mes premières pages d'écriture sur une machine à écrire orange destinée aux enfants. Je devais avoir 7 ou 8 ans et je voulais écrire un roman. Celui-ci racontait les épopées de trois frères, sans doute mes frères et moi. Mon roman s'est achevé à la fin de la bobine d'encre, avorté, au bout du rouleau…

Alors, j'entasse dans une valise tous ces textes, ces messages, ces bouts de moi ; les mots me permettent de me libérer. Ils sont libres, fluides, beaux et empreints d'émotions. J'utilise l'écriture comme une thérapie, un endroit où je peux dire les choses, crier aux injustices, matérialiser mes émotions, laisser des traces de moi… Je trouve, également, refuge dans la lecture ; je dévore les livres avec la même frénésie que mes consommations de substances psychoactives. Mais, au fond, la littérature représente, pour moi, aussi une substance psychoactive puisqu'elle me permet de modifier ma perception cérébrale. Et puis, cela me donne du plaisir, énormément de plaisir ; je me sens, parfois, comme protégé par les livres. J'ai un rapport possessif aux livres, j'aime les posséder, les garder comme un trésor. J'aime les avoir près de moi, les toucher, les sentir, comme des amis, des compagnons, des complices…

Jeudi 25 décembre 2003.

C'est le matin de Noël, les enfants déballent leurs cadeaux ; cet instant magique me ravit. Voir leurs yeux s'illuminer me baigne d'un doux sentiment de bonheur. Mes yeux se mouillent de ces moments féériques, de cette magie qui s'opère… Et malgré une gueule de bois, je profite de ce joli spectacle familial.

22h47… Le père Noël a fait le tour des popotes dorées et est rentré chez lui pour une année. Ce soir, je pense à tous ces enfants qui n'ont rien et je n'évoque pas les montagnes de cadeaux mais tout le reste. L'essentiel de ce qui fait l'humanité, l'essence de l'être humain, je pense à l'amour. Rien n'a de valeur sans amour, ce serait comme une coquille vide…

La fumée de mon joint monte au plafond, elle monte avec mes pensées, avec mes Noëls d'enfance, avec mes rancœurs, avec mes cicatrices invisibles à l'œil humain… Plus la fumée monte et plus je m'évade, dans une sphère ouatée dans laquelle les contraintes sont moins contraignantes. L'ivresse du cannabis m'entraîne dans les méandres d'un univers où plus rien n'a d'importance. Le cannabis a cette capacité de n'accorder d'importance à rien. Il se suffit à lui-même, comme un égoïste qui ne songe qu'à lui.

Jeudi 25 mars 2004.

« *La plupart des hommes ne savent pas reconnaître la vraie beauté, celle qui se cache et qu'il faut révéler à elle-même* », Maurice Denuzière.

Je suis dans l'incapacité de décrire physiquement quelqu'un que j'ai rencontré ; il m'est impossible de dire la couleur de ses cheveux, de ses yeux, sa taille, tous ces détails physiques m'échappent... Bien sûr, si une personne a quelque chose de très marqué, cela va m'interpeller mais j'ai un vrai souci de reconnaissance. Pourtant, je suis très attentif lorsque je rencontre des personnes ; j'observe, j'écoute, je ressens... C'est un peu comme si je regardais par-delà l'apparence, l'enveloppe corporelle ; comme si je scrutais l'intérieur. Car, je crois, être parfaitement capable, de manière intuitive, de décrire une personne sur des aspects plus fins de sa personnalité. Je pourrais dire : « *cette personne est bienveillante, ou sensible, malveillante ou anxieuse...* ». Cette manière d'être chez moi m'a, parfois, permis de belles rencontres ou de me sortir de situations compliquées.

23h50... Un club des Champs-Élysées... Je commande une deuxième bouteille de whisky qui arrive dans le salon *VIP* avec ces gerbes d'étincelles réservées aux bons clients. Ce monde auquel je me mélange me répugne, tout comme je me dégoûte moi-même. Tout est factice, illusions, mensonges, apparences... Chacun revêt un masque et un déguisement, rien n'est authentique, tout est truqué. Les mecs, les filles, les serveuses, les patrons, chacun joue un rôle pour plaire à l'autre. Pour éviter, soigneusement, de se regarder soi-même dans la glace de nos réalités. Je hais cet univers mais, pourtant, je m'y baigne ; comme un poisson dans l'eau, je surnage en eaux troubles... Troublant ainsi ma conscience et blessant mes valeurs et mon âme. Comme pour me faire mal, je fais l'inverse de ce que je suis au plus profond de mon être. Comme pour me prouver, qu'effectivement, je suis un moins que rien, un fils de rien, et que je ne vaux pas la peine que l'on s'intéresse à moi. Dans ce monde virtuel, l'intérêt règne, chacun y va de ce qu'il va pouvoir tirer de l'autre. De la drogue, de l'argent, une affaire, du sexe... Rien n'est gratuit, tout se paye, tout se monnaye.

5h35… Un taxi me ramène… Deux taxis ont déjà refusé la course, prétextant que j'étais trop alcoolisé. Si j'étais objectif, je dirais qu'ils ont raison mais comme l'alcool m'ôte toute capacité d'objectivité, je me suis permis de leur envoyer une volée de noms d'oiseaux sauvages. Les premiers travailleurs sortent de chez eux, Paris est encore calme avant l'effervescence quotidienne.

Je réfléchis à ma vie, à ce que je voudrais en faire et je m'aperçois que je dérive. Je m'enfonce dans une réalité qui n'est pas mienne et qui ne me correspond absolument pas. Je suis très investi auprès de mes enfants la journée et dans leur scolarité mais j'ai deux vies et elles ne vont absolument pas ensemble. Cela cause un déséquilibre en moi, quelque chose qui me déstabilise, qui me rend mal. Et puis, il y a ces angoisses quotidiennes… Peut-être sont-elles inhérentes à ce déséquilibre intérieur ? Tout se mélange, c'est le chaos à l'intérieur de moi ; un chaos plein d'ambivalences, de remords, de craintes…

Jeudi 24 juin 2004.

Le printemps a débarqué sans que je ne le voie arriver, surprenant mon hibernation… La nature reprend ses droits et moi, je m'éveille de plusieurs jours de consommations massives. Un maître Reiki disait : « *L'hibernation, c'est la vie qui sommeille en soi.* »

J'ai ce sentiment d'hiberner depuis des siècles, je la sens, cette vie, vibrer en moi mais elle reste en sommeil, comme un volcan endormi. Mon cerveau mouline à 10 000 kilomètres/heure mais je n'en fais rien ; c'est triste, affligeant même. Alors, je me le fusille, ce cerveau qui ne me sert à rien ! Je le mets sur *off*…
On me qualifie souvent de rêveur, maladroit, vif et intelligent ; je me vois plutôt comme fainéant, complètement mou et con comme la lune. Alors, oui, effectivement, les compliments peuvent me flatter, mais je me dis toujours que ce n'est pas très

sincère ou pas objectif. Car si j'étais si intelligent, je ne me défoncerais pas ainsi… Je dois en laisser des neurones dans les verres, les trois feuilles et les pailles…

Si je suis objectif avec moi-même, aujourd'hui je dirais que j'ai, sans doute, un petit problème avec l'alcool et le cannabis. Pour ce qui est de la cocaïne et autres produits euphorisants ou sédatifs, je ne pense pas que cela représente vraiment un problème. Je n'en consomme pas tous les jours, même si, parfois, ces consommations peuvent s'étaler sur plusieurs jours. Je consomme de l'alcool et du cannabis quotidiennement et ce depuis pas mal de temps maintenant. Je sais que cela n'est pas normal. J'ai honte d'aborder le sujet, beaucoup de mes relations sont dans le même type de consommations et j'ai très peur que l'on me dise que je doive arrêter. Parfois, j'essaie de limiter les dégâts, de réduire ; mais, cela ne tient pas très longtemps. Une alcoolisation massive entraîne, chez moi, des remords et de l'anxiété qui vient s'ajouter à cette forme d'angoisse chronique. Du coup, pour abaisser les tensions liées à cela, je consomme ; c'est fou mais c'est ainsi. Comme un serpent qui se mord la queue, comme un cercle vicieux, comme si j'étais prisonnier d'un mode de fonctionnement…

23h25… Un bar minable de la porte de la Chapelle… Je traîne dans tous les milieux, avec toutes les populations, je me fonds dans la masse comme un invisible. Hier soir, j'étais dans une boîte huppée à commander du champagne et du *Jack Daniel's* et aujourd'hui, je suis dans ce vieux rade peu fréquentable. Mais pas moins fréquentable que ces lieux qui brillent de mille feux. Je navigue, d'un endroit à l'autre, en fonction de mon activité et de mon humeur. Je côtoie toutes les nationalités, tous les genres, toutes les fortunes et les infortunes. Et je me comporte avec le même respect avec tous, je ne fais pas de distinction entre un chef d'entreprise consommateur de cocaïne et un SDF alcoolique. J'ai un grand respect pour l'être humain, peu m'importe d'où il vient, tant qu'il me respecte également. J'aime l'humanité, profondément, même si la charge émotionnelle qu'elle me renvoie est, parfois, souvent, de plus en plus souvent, difficile à supporter…

Jeudi 24 mars 2005.

« *Dans toute poésie, il y a une lutte secrète entre l'infini du sentiment et le fini de la langue dans laquelle cet infini se renferme sans se limiter* », Jules Barbey d'Aurevilly.

Lorsque je suis triste, interrogatif, que je recherche des solutions ou des raisonnements, j'écris de la poésie. J'ai ce besoin de coucher sur papier les mots, qui se font phrases ; qui se font messages… J'utilise l'écriture comme une drogue, elle aide à m'évader, elle m'apaise… Elle me permet de m'exprimer sans dire, de dire sans m'exprimer, et puis, ça me fait du bien d'écrire. J'écris comme je pense ; ceci n'est pas vraiment une référence, mais c'est un peu ça… J'écris de manière, quasi automatique, sans me poser de question sur la forme. J'aime cette impulsion, cette dynamique que je ressens en rédigeant ; j'aime ce côté impulsif de l'écriture…

Je suis posé au bord du canal Saint-Martin, il fait plutôt doux pour la saison ; j'ai acheté un pack de six bières et un carnet. Je fais le vide autour de moi, les passants et autres badauds sont hors de ma portée psychique. Je me mets dans une bulle protectrice, je m'isole symboliquement pour rêvasser, pour écrire et pour boire… Lorsque j'ai des idées de textes, des bouts de phrases, je prends parfois mon téléphone pour enregistrer et puis, je retranscris sur papier. J'aime le papier, son contact, sa texture, son odeur…

Il est 16h30, je viens de finir le boulot et j'ai besoin de ce moment seul. J'écris sur la société, sur les êtres humains, sur l'amour, sur les rêves ; lorsqu'un sujet m'interpelle ou me touche, j'écris dessus, comme pour verbaliser, comme pour le sortir de moi et l'offrir à ce papier…

20h… Je retourne dans un magasin et reprends un pack de six bières fraîches...

22h40… Un dernier pack de bière, je suis un peu grisé sans être complètement ivre… Les rues se sont quelque peu vidées, les passants se font plus rares ; il commence à faire un peu frais mais l'alcool me réchauffe. La nuit succède au jour, la population change sur les rives du canal : « *Tous les chats ne sont pas noirs la nuit* », je peux le garantir… La nuit, j'utilise d'autres sens ; enfin, je les emploie d'une autre manière. J'adapte mes sens à l'environnement, aux personnes, aux ambiances ; ceci se produit de manière tout à fait naturelle, je n'y songe même pas.

00h10… Je rentre à pied, l'esprit léger, un léger vent me fait le plus grand bien. Ce moment de solitude m'a permis de me recentrer, de prendre du recul, de me rebooster…

« *Hier n'est que le souvenir d'aujourd'hui, et demain le rêve d'aujourd'hui* », Khalil Gibran.

Jeudi 23 juin 2005.

Soirée musique avec les collègues… On s'amuse à jouer ensemble ; je suis un piètre guitariste mais j'écris des textes et j'organise les choses. Nous sommes six, un batteur, un clavier, un guitariste, un bassiste, un percussionniste et moi, l'homme-orchestre, l'agent artistique, le saltimbanque, le troubadour… J'ai loué un studio de répétition dans le 13ème arrondissement et ramené de quoi grignoter et un peu de boissons alcoolisées. On se réunit deux ou trois fois par mois dans une ambiance sympa en jouant, fumant quelques joints et buvant un peu d'alcool. Mes potes n'abusent pas trop, enfin, pas comme moi…

Depuis mes premières consommations, j'ai toujours été celui qui consommait le plus, qui restait le plus longtemps, qui en redemandait. J'aime quand ça remue, quand ça secoue ; c'est aussi pour cela que j'aime la vitesse, que ce soit en voiture, à moto et tout ce qui peut rouler ou naviguer… J'aime l'adrénaline ; ce neurotransmetteur qui répond aux états de stress est, pour moi, comme un compagnon de route, parfois même de déroute. Je peux parfois avoir un comportement ordalique même si je ne crois pas en un Dieu unique. Enfin, je pense que chacun d'entre nous porte son Dieu à l'intérieur de lui.

C'était la fête de la musique mardi dernier, j'étais dans un hangar de la banlieue parisienne juste pour faire la fête. Je suis arrivé, passablement éméché, vers 23h. L'ambiance était électrique, je sentais la tension, elle était palpable ; j'aurais dû partir… Un pauvre mec qui se fait embrouiller par deux types et moi, qui me sens obligé d'intervenir même, et surtout, lorsque cela ne me regarde pas. Bagarre et je me réveille aux urgences avec un traumatisme crânien, un œil poché et deux côtes fêlées. Je ne me souviens pas de ce qui s'est passé et lorsque je reprends conscience, j'espère juste que le type n'a pas subi le même sort que moi… Une infirmière me confirme que je suis le seul qui a été admis. C'est déjà ça…

Je ne suis pas ce que l'on appelle un bagarreur, je déteste la violence et ne me suis jamais battu pour rien. Enfin, pour être tout à fait honnête, il me semble ne m'être jamais battu pour rien. Mais je déteste aussi l'injustice et l'impassibilité des gens devant elle…

« *Celui qui rend violence pour violence ne viole que la loi, et non l'homme* », Francis Bacon.

Je m'endors, en ce jeudi soir, avec toutes ces pensées et avec cette douleur sur mon flanc gauche. Mais, il y a des douleurs bien plus difficiles à encaisser ; souvent elles ne se voient pas, elles sont là, tapies à l'intérieur. Je m'endors avec cette certitude que ma vie ne peut pas se réduire à des consommations frénétiques de produits modifiant mon comportement. Je m'endors avec une envie de vivre ; je veux vivre !!!

Jeudi 22 septembre 2005.

On fait des choix dans notre vie, parfois des bons, d'autres fois des mauvais… Je porte les ambivalences de mes décisions, je les porte comme un boulet. Les lois sont des cadres nécessaires, lorsqu'elles ont du sens, mais j'admets que je les franchis allègrement…

L'aiguille s'enfonce dans ma veine, j'ai choisi la plus grosse, celle qui me permettra le temps d'un instant de m'oublier. La cocaïne fonce dans mon corps, elle modifie mon activité cérébrale ; elle se veut réconfortante, folle et aimante. Et elle galope, galope ; elle va plus vite que mes pensées, plus vite que mes doutes, que mes peurs… En quelques secondes, elle ravage tout sur son passage, comme à Hiroshima, elle laisse une terre brûlée. Et, j'en veux toujours plus, plus d'évasion, plus d'oubli, plus de défonce. Je veux me défoncer à mort, jusqu'à ramper par terre, jusqu'à ne plus être. Une mise à mort comme ces pauvres taureaux dans leurs stupides arènes. Sauf que, dans mon cas, je suis bourreau et victime, une victime prisonnière mais consentante…
Parfois, je rêve d'overdose, un truc violent qui te cloue sur place, qui te met KO. J'ai horriblement peur de la mort mais je joue avec elle ; comme si j'étais intouchable, comme si ça ne pouvait pas m'arriver de mourir. J'ai peur de ma fin mais je ne me souviens pas de mon début ; je n'ai pas de souvenir de mon enfance, enfin, de ma petite enfance. J'en ai juste des émotions,

des sensations, des intuitions. Mais peut-on se baser sur de tels critères pour se construire des souvenirs ? J'ai cette impression de non-être, juste rien au milieu d'une foule de gens que je ne comprends qu'à moitié. Alors, même si je m'adapte en apparence plutôt bien, secrètement, je me sens paumé, complètement perdu dans un monde dans lequel je ne me reconnais pas trop bien.

Où s'est enfouie mon enfance ? Dans quelle partie de mon cerveau est terré mon passé infantile ? Ai-je une histoire juvénile ? Je pourrais prétendre que cette amnésie a pour but de me protéger, mais peut-on se protéger de l'invisible, de l'indicible ? Et ce sentiment d'insécurité, d'où vient-il ? Peut-on avoir peur de rien de palpable mais peur quand même ? Au fond, je crois que c'est cela le plus angoissant. Avoir peur de quelque chose que l'on n'identifie pas…

Je fouille mon cerveau à la recherche d'indices ; ces éléments qui pourraient me faire exister. Je suis entouré par les fantômes de ma prime enfance. Et les fantômes font peur aux petits enfants. Je suis toujours cet enfant caché dans un corps de grand, cet enfant tapi dans mon ombre trop grande. Comment pourrais-je grandir si je ne me souviens pas de qui je suis ?

Je suis en pleine redescente, la cocaïne laisse place à un grand vide sidéral… Je me sens comme une grosse merde, un moins que rien… Passant du rire aux larmes, du plaisir au dégoût, du gagnant au perdant en fin de partie. C'est cela le jeu de la cocaïne. À chaque partie, tu perds, c'est inévitable jusqu'à la prochaine dose.

Jeudi 23 mars 2006.

Quentin est né le 26 janvier ! Ce petit garçon tout mignon, mon quatrième enfant, me fait prendre conscience de la beauté de la vie. Cela me fait prendre conscience également de la fragilité de l'existence, tout au moins, de ma propre fragilité. Je me dois d'être à la hauteur de mon rôle de père et, même si je suis très investi auprès de mes enfants, j'ai cette sensation de faillir... Et mes enfants représentent un cadeau de la nature et je me dois de préserver cette nature fragile et précieuse.

L'alcool est de plus en plus présent dans ma vie, au même rythme que ces crises d'angoisse qui me bouffent. Comme des vampires, elles aspirent ma substance, me laissant vide et blafard... Alors, je bois, comme pour conjurer un sort que l'on m'aurait jeté. Je n'en parle à personne, je garde cette souffrance en moi. Je cache, je me cache, par peur du jugement, par crainte que l'on me prenne pour un fou. Mais, je sais bien que je ne suis pas cinglé, je comprends parfaitement que ces symptômes révèlent des choses bien plus enfouies...

Alors, je bois et je fais, parfois, n'importe quoi ; je n'en suis vraiment pas fier, j'ai souvent honte, je culpabilise de ces ivresses incontrôlées. J'aimerais qu'il puisse en être autrement, j'aimerais tant être comme tout le monde. Mais, je me dis aussi que le monde dysfonctionne pas mal, je me dis, parfois, que je ne suis pas si mal dans mon paradis artificiel. Je surfe sur la vague de l'ambivalence entre ce qui pourrait être bon pour moi et les consommations qui ont de temps en temps des conséquences pas terribles. Je m'accommode d'un quotidien que je ne maîtrise plus complètement.

Autoroute du nord, 230 km/h... 2h50... Il serait tellement simple de ne pas prendre ce virage et de foncer sur la colonne de ce pont. Tellement simple et tellement lâche... Je braque le volant à la dernière seconde et fais un tête à queue de 360° qui me remet dans la bonne trajectoire. Je roule, je fuis ma réalité, je joue un rôle qui ne me convient absolument pas. Cette voiture chargée de cannabis, ces trafics, ce monde, tout cela ne m'appartient pas. Pourtant, j'y nage comme un poisson en eaux troubles ; je fais semblant, comme avec les drogues, tout n'est qu'illusions, jeu de dupes, artifices…

4h35… Je dépose la voiture dans un box de la banlieue nord ; l'adrénaline retombe lentement. Je me sens sale, j'ai honte… J'avale une flasque de whisky pour faire retomber la pression accumulée tout au long de ces kilomètres. C'est fort, ça brûle mon corps, mais ça me libère… L'alcool qui soigne tout mais qui ne règle rien, l'éthanol qui panse les plaies purulentes mais les aggrave… Je le sais tout cela, j'en ai, aujourd'hui, conscience, mais la conscience ne suffit pas, malheureusement…

7h… Je rentre me coucher, les poches pleines de billets mais l'âme vide… L'argent n'a que la valeur qu'on lui accorde et, pour ma part, je n'ai pas beaucoup de considération pour ces billets froissés… Cet argent pue et ne représente rien pour moi, si ce n'est de la culpabilité…

Jeudi 29 juin 2006.

L'été s'installe comme l'évidence des jours ensoleillés et heureux… Je me sens gris à l'intérieur, ma météo interne n'a pas cette tonalité estivale. Je vomis mes blessures par capillarité éthylique… Je crache mes peurs sur les cœurs des trottoirs les plus sordides. Je me cache, j'enfouis tout ce qui pourrait laisser transparaître mon mal-être. Demain est toujours loin pour moi mais, dans demain, il y a toujours l'espoir…

La cocaïne dévale dans mes organes, elle coule dans mon nez pour inonder mon corps de sa caresse éphémère. Comme un torrent d'optimisme contrefait elle calme mes pensées ; elle me calme... Je vis entre plusieurs mondes dont aucun ne m'appartient réellement, je surfe sur les vagues de mes vagues à l'âme. La cocaïne me canalise et me permet, au moins en apparence, de stabiliser mes pensées.

Descartes disait : « *Je pense donc je suis* ». Mais lorsque l'on pense trop ? Lorsque les pensées débordent de tous côtés, quelle place reste-t-il à l'être ? Lorsque mon cerveau part dans tous les sens, que mes pensées m'échappent, qu'elles vont plus vite que moi… Aussi loin que je me souvienne, j'ai toujours réfléchi très et trop vite. Une réflexion en entraîne une autre, puis une autre et encore une autre. J'arrive à ralentir mon activité cérébrale avec l'alcool, à la canaliser avec la cocaïne et à m'en foutre avec le cannabis. Le mélange des trois me permet d'appréhender un équilibre de pensées. Cela peut paraître complètement fou mais c'est ainsi ; enfin, c'est ainsi que je le ressens. Mais, peut-être, que je me trompe ? Je me pose beaucoup de questions sur mes consommations, sur mon rapport avec les produits que je consomme quotidiennement. Si je fais le bilan aujourd'hui, je bois de l'alcool tous les jours, beaucoup d'alcool, trop d'alcool. Je fume moins, le shit accentue mes crises d'angoisse ; mis à part lorsque je suis complètement enivré. La cocaïne est une substance que j'utilise de manière que je définirais de maniaco-dépressive. Ce qui signifie, pour moi, que j'ai des périodes durant lesquelles j'en consomme beaucoup et d'autres moments où je n'en prends pas du tout.

Si je devais quantifier, je dirais que je bois l'équivalent, au minimum, d'une bouteille de whisky par jour. Sans doute un peu plus ; j'ai toujours tendance à minimiser car cela me fait peur. Cette réalité me saute, parfois, à la gueule et, c'est vrai, que lorsque je réalise objectivement, j'ai un peu d'appréhension. Je me dis que l'on ne peut vivre ainsi.

Je mange de plus en plus mal, je ne prends plus beaucoup de plaisir lors des repas. Comme si ma seule source de plaisir résidait dans la prise de mes produits psychoactifs. Enfin, en termes de plaisir, il est de courte durée… Le temps d'une ivresse, d'une défonce, d'une nuit. Vient ensuite le revers de la médaille, la culpabilité, les douleurs, la honte et son lot de mal-être. Lorsque j'y songe, je me dis que c'est ça qui est complètement idiot ; je prends des substances qui, de toutes les façons, à un moment, vont me mettre à mal. Et lorsque je ne consomme pas, je ne suis pas bien non plus… Comment faire alors ?

Jeudi 28 décembre 2006.

Les whiskys consommés dans ce bar me grisent, je ne les compte plus, quatre, cinq, six, peu importe. Je ne connais personne dans ce bar, je suis un inconnu parmi des inconnus. Je profite de ce moment pour réfléchir, pour faire le bilan. Cela m'arrive souvent, j'ai besoin de faire le point régulièrement, cela me rassure. Lors de ces moments, je me reconnecte à ma réalité, je retrouve ma conscience et me la réapproprie. Alors, cela peut me donner le vertige, cela peut me donner mal au ventre mais il s'agit d'un mode de fonctionnement personnel.

Le bar se vide au fur et à mesure que je vide mes verres… Je ne parle même plus au serveur pour lui commander un autre whisky, je lève simplement mon verre vide afin qu'il le remplisse à nouveau. Je passe aux toilettes pour me faire un rail de coke. Il n'y a rien de fun à consommer de la cocaïne seul dans les toilettes d'un bar. Je trouve même cela triste, mais c'est comme un réflexe. Si j'ai de la coke sur moi, je la consomme. Même seul, la poudre blanche est sniffée avec la même frénésie. J'admets que je préfère même consommer seul actuellement. Je refais mon monde en solitaire, dans un dialogue intérieur… L'établissement ferme, il est déjà 2h du matin. Je n'ai pas envie de rentrer, j'ai encore besoin de traîner ma carcasse.

« *Observe-toi toi-même, et chaque fois que tu te trouves, laisse-toi, il n'y a rien de mieux* », indiquait Maître Eckhart. Même si je comprends ce philosophe, j'avoue avoir des difficultés à me laisser lorsque je me trouve. Effectivement, j'ai plutôt tendance à me retenir, à ressasser, à alimenter sans relâche justement. J'ai trouvé une épicerie encore ouverte, j'y achète une flasque de whisky et me pose sur un banc. Le breuvage me réchauffe, le corps et l'âme. Il se pose en moi comme une potion qui me rendrait moins sensible au froid, aux douleurs ; juste moins sensible tout simplement. Si je m'observe d'en haut, avec un angle de vue différent, je vois un homme, assis sur un banc, seul, qui sirote du whisky à même la bouteille. Il s'agit là d'une bien triste image en réalité. Je ne me serais jamais imaginé, un jour, être là, comme ça, à boire seul à 3h du matin. Je n'ai rien mangé depuis 24 heures et je n'ai même pas faim…

Jeudi 29 mars 2007.

Je m'ennuie… Mon travail n'a aucun intérêt pour moi, il ne me nourrit pas ; il ne me permet pas de m'épanouir intellectuellement. Il paraît que l'on a ce que l'on mérite, alors je ne dois pas mériter plus. Je ne devrais même pas me plaindre, j'ai un boulot ! C'est un peu bizarre comme raisonnement je trouve, comme si l'on devait se contenter d'avoir un job. Comme si c'était une chance d'avoir un travail aujourd'hui. On nous parle de crise de l'emploi mais c'est la société qui est en crise ! En tout cas, moi, je suis en crise. Peut-être même que je n'ai pas achevé ma crise d'adolescence…

« *Le changement du monde n'est pas seulement création, progrès, il est d'abord et toujours décomposition, crise* », Alain Touraine.

C'est certainement ça… Mais pendant combien de temps vais-je devoir décomposer avant de créer et progresser? J'ai l'impression d'être enlisé dans un fonctionnement que je ne maîtrise absolument pas. J'ai cette sensation de perdre le contrôle sur plein de choses, notamment mes consommations. Quand je réfléchis bien, beaucoup de choses sont liées à celles-ci. Depuis quelques années maintenant, je prends de plus en plus de produits, dans des quantités plus importantes, pour obtenir des effets qui sont, malgré tout, minorés aujourd'hui. Je mets plus de temps à me remettre de mes ivresses, j'ai beaucoup plus de black-out, je me blesse plus souvent... Je suis forcé de constater qu'il y a des effets indésirables à mes consommations, comme l'on pourrait rencontrer des effets indésirables pour certains médicaments...

Je suis contraint à être toujours en hypervigilance, je ne suis jamais réellement au repos. Mes crises d'angoisse m'obligent à maintenir tous mes sens en alerte comme si j'étais sous la menace d'un effondrement brutal et imminent. Je me lève avec des nœuds dans le ventre et viennent ensuite des sortes de poussées d'angoisse tout au long de la journée. Ces crises ne s'apaisent que lorsque je consomme suffisamment. Et encore. Puis, lorsque je consomme trop, d'autres désagréments viennent pervertir les effets apaisants. Puis la culpabilité, les remords, la fatigue, majorent les crises d'angoisse.

Une étoile brille dans le ciel, une seule... Je me sens bien sous l'effet de l'alcool que j'ai bu en grande quantité tout au long de la journée. Je me sens bien et en même temps je suis triste. Triste de ce que je fais de ma vie, triste d'être angoissé ainsi sans savoir pourquoi, triste d'avoir le sentiment de gâcher ma vie. C'est quand même complètement fou que je ne puisse prendre conscience de cette tristesse que lorsque je suis enivré. J'ai des difficultés à appréhender les stratégies inconscientes que je mets en place pour maintenir une apparence d'équilibre. Car, au fond de moi, c'est bel et bien le chaos, un grand chambardement interne. Mais je ne montre rien, je n'exprime rien à personne. Je garde mon mal-être pour moi. Comme s'il s'agissait d'un truc complètement honteux, quelque chose d'inavouable. Alors, je me tais, sans jamais me plaindre. Je fais semblant d'être heureux...

Jeudi 28 juin 2007.

L'odeur de l'herbe se répand dans l'appartement, sur le palier et dans la cage d'escalier. Je viens de livrer un cabas rempli d'herbe à un type qui habite dans le 16ème arrondissement et cela fait une heure que nous fumons en refaisant le monde… L'ivresse cannabique est différente avec l'herbe. Je suis d'une génération plus habituée à la résine mais les temps changent et la beuh est aujourd'hui le produit revenu à la mode. Le marché en est inondé, la demande est croissante.

22h30… Je ressors de cette atmosphère enfumée… J'ai besoin d'alcool pour adoucir les effets de l'herbe. Il n'y avait rien à boire dans cet appart mis à part des sodas. Je ressens ce besoin, pas de manière intense mais comme un trou dans le ventre ; une sensation bizarre. Je m'arrête dans le premier établissement que je croise, je commande un whisky, un double. L'alcool coule dans ma gorge, il brûle légèrement mon œsophage et apaise mon ventre. Je me sens comme libéré, comme si j'obtenais une bulle d'air qui me permettait de reprendre un souffle normal. Et si c'était ça le manque ? Bon, en vrai ce n'est pas si terrible que cela. J'imaginais des tremblements, des spasmes, un delirium tremens … Tous ces symptômes qui font un peu peur et dont on entend parler lors de dépendances importantes. Je ne pense pas faire partie de ces personnes fortement accros. Je n'en suis pas là ! Même si je sais que je consomme beaucoup, je ne crois pas avoir un réel problème. Je me dis que lorsque je serai décidé, j'arrêterai sans difficulté.

00h15… Je marche dans les rues de Paris… Enfin, je titube plus que je marche. Mon équilibre est précaire et je ne sais plus trop où je me trouve. Les taxis que je hèle ne daignent s'arrêter ; alors je déambule péniblement.

5h45… Je me réveille, je suis allongé sur un banc ; je me suis certainement endormi ainsi. Encore une fois… Des passants qui partent au travail me regardent du coin de l'œil, je ne me sens même pas gêné de la situation. Je n'ai pas les capacités de ressentir la moindre gêne ou d'autres émotions. Je suis simplement là, au milieu de rien, la tête dans un étau, émergeant d'un sommeil comateux.

J'enchaîne les nuits partielles et le boulot, les nuits découpées et mes activités quotidiennes. Les consommations me prennent du temps ; le temps le plus important est certainement, aujourd'hui, celui des moments consacrés à me remettre des effets. Mon corps ne réagit plus de la même manière, je le sens, il souffre davantage. Je pense que cela est dû à l'âge et aux quantités. Mon organisme supporte moins mes écarts, je vomis plus fréquemment, j'ai plus de mal à me remettre des excès consécutifs.

Un nouveau jour se lève sur la capitale. Homme parmi les hommes, je prends le métro pour me rendre directement au travail. Je prendrai une douche en y arrivant, puis un café bien serré. La rame de métro est silencieuse, chacun se réveille lentement, les cerveaux, les mouvements sont plus lents. Je me sens vaseux, l'esprit embrumé, je suis fatigué. Fatigué de cannabis, d'alcool ; fatigué de toutes ces consommations et de ces crises d'angoisse incessantes. Un jour, lorsque je me sentirai mieux, j'arrêterai peut-être tout ça. J'arriverai ainsi à vivre normalement...

Jeudi 27 septembre 2007.

Je roule, la vitesse me grise... Plus j'accélère, plus je me sens bien, plus je me sens vivant. Les paysages défilent sans que je puisse les détailler, tout file, comme le temps. Mon Audi accroche l'asphalte en ronronnant, le compteur affiche 200 km/h passés... Ma vie connaît le même rythme que cette voiture, elle file, elle me file entre les doigts. J'imagine, un jour, ralentir, me poser un peu, prendre le temps. Prendre le temps d'apprécier les instants qui me sont offerts, prendre le temps de vivre tout simplement. Avec la cocaïne, c'est aussi un peu ça ! Une accélération cérébrale, le cerveau qui file au fur et à mesure des rails de cristaux blanchâtres. Le cœur qui s'emballe comme les chevaux d'une voiture de sport.

Un pote a eu un accident de voiture la semaine dernière ; chargé d'alcool et de cannabis, il a loupé un virage… Vincent viendra gonfler les statistiques des décès sur la route en 2007. Il me racontait, quinze jours auparavant, que la mort ne lui faisait pas peur, que la vie était un terrain de jeu. Je mesure le caractère ordalique de nos comportements. Effectivement, même sans m'en rendre compte, je mets ma vie en péril. Chaque alcoolisation massive, chaque prise de drogue, chaque conduite à risque met en jeu ma propre existence.

Un proverbe chinois dit : « *Rien n'est plus affligeant que la mort du cœur, la mort de l'homme est secondaire.* » J'en observe tant des personnes qui sont mortes dans leur cœur, tant d'êtres morts socialement, tant de morts-vivants… Et les personnes dépendantes, ne seraient-elles pas, elles aussi, des morts-vivants ? La mort me fait peur, je n'ai pas ce discours qui consisterait à prétendre que je n'en ai rien à foutre.

2h35… Je marche avec des inconnus, tel un funambule, sur le parapet de ce pont qui enjambe la Seine… L'alcool renforce la confiance et l'inconscience. La coke exalte la conscience et le cannabis perturbe l'état d'être. Un cocktail suffisant pour prendre des risques absurdes et inconsidérés. Une voiture de police passe et s'arrête près de nous. Engueulade, contrôle d'identité, comme des gamins nous sommes sermonnés par les forces de l'ordre public. On court en riant, en criant, on cavale pour fuir nos désarrois…

4h40… Je vomis mes tripes sur les trottoirs… Je dégueule le trop-plein d'alcool, je crache mon mal-être, mon front posé sur l'asphalte, les yeux injectés de sang et de dégoût. Demain, j'arrête ! J'arrête au moins pendant deux jours, 48 heures de trêve. Je ne me vois pas arrêter pour toute la vie mais juste quelques jours, quelques petits jours…

Le soleil se lève sur ces résolutions, le jour pointe son nez alors que je m'apprête à me coucher. Une nouvelle journée débute sans moi…

Jeudi 27 décembre 2007.

« *La cocaïne, c'est le diable dans un flacon !* ». Mikhaïl Boulgakov.

Le gros problème avec la cocaïne, c'est que c'est bon ! Très très bon, même ! Tel un diablotin qui surgit de sa boîte, elle te saute au cerveau ; elle allume tous les récepteurs en un instant magique. Même si, injectée, son pouvoir est multiplié, j'ai décidé de ne plus me planter d'aiguille dans le bras. La vision de la pointe en acier qui s'approche de ma veine me dégoûte. En fait, les effets ne sont même pas multipliés, ça n'a rien à voir ! L'injection de cocaïne, c'est le grand saut, c'est une explosion de bien-être. Je ne veux pas ressembler à ces junkies qui me font pitié.

J'ai conscience que ce n'est pas la vérité, ce n'est pas de la pitié que j'ai mais bel et bien de la peur. Peur de ce que cela représente, peur de ce que l'on pourrait penser de moi. Alors, je me cache, comme pour écrire de la poésie; je me blottis dans un coin pour ne pas être aperçu. La cocaïne, c'est classe jusqu'à un certain point ; c'est comme l'alcool… Tant que l'on respecte une norme sociétale, il n'y a pas de problème mais lorsque l'on ne s'y plie pas, alors là… On devient un paria, un mec peu fréquentable.

Je me souviens, lorsque j'étais petit, les gens portaient ce regard sur ceux que l'on nommait à l'époque les clochards. Et puis, il y avait ces junkies qui se shootaient dans nos cages d'escaliers. Ce monde des oubliés qui cherchaient eux-mêmes à fuir une société qui, au fond, ne voulait pas d'eux.

Il est 22h45… Un joint à la bouche, je me dirige vers le métro pour me rendre dans un squat investi par des pseudo-intellectuels de gauche. Un prof de l'école de mon fils m'a invité pour discuter d'un nouveau modèle de société. Le problème avec les gens qui sont persuadés d'être intelligents, c'est qu'ils le sont trop… Persuadés ! Et, du coup, cela les rend cons ! C'est ce que j'ai ressenti ce soir dans cette assemblée de fonctionnaires de tous bords. Comment rêver une société en étant persuadé que l'on se situe, notamment intellectuellement, au-dessus d'elle ? Alors, je me suis fait un peu chier ce soir, la messe était dite et les avis comptaient peu en réalité. Heureusement, il y avait de la bière et du vin rouge ; ça soigne la tête quand elle cogne… Je traîne partout, dans tous les milieux, du smicard au millionnaire, du décroché scolaire à l'énarque, mais tous des écorchés à vif…

1h et quelques lentes minutes… Il fait frais à cette heure de la nuit, froide et claire, des étoiles scintillent dans le ciel du 19ème arrondissement. Je me trouve près du canal Saint-Denis, l'eau étincelle de mille reflets donnant au lieu une atmosphère un peu magique. Je suis ivre, bourré et libre. Libre de mes pensées, libéré de mes angoisses, les chaînes de mon passé ne me pèsent plus. Je marche comme un homme libre, mais libre de quoi ?

Jeudi 27 mars 2008.

Il y a quelques semaines, un cyclone extratropical nommé Emma frappa plusieurs régions d'Europe centrale avec des vents jusqu'à 224 km/h. À cette même période, je fus moi-même frappé par une amnésie de deux jours. Un samedi soir, dans un club, j'ai pris un cachet que l'on m'avait présenté comme de l'ecstasy ; mais, a priori, ça n'en était pas. Je me suis réveillé le lundi soir suivant, j'étais assis sur un banc près de la Place de la Bastille et je pensais que l'on était toujours le samedi. Quelle angoisse ! Je ne sais absolument pas ce que j'ai fait durant toute cette période et je n'avais pas de téléphone qui m'aurait, éventuellement, permis de retracer ce périple… Cela m'est souvent arrivé d'avoir ce que l'on appelle des black-out mais jamais sur une durée aussi importante. C'est complètement flippant de ne pas savoir ce que l'on a fait pendant deux jours.

Cette expérience m'a permis de lever le pied, je ne consomme rien d'autre que de l'alcool et un peu de cannabis. Cependant, il me semble que j'ai augmenté ma consommation d'éthanol ; je commence souvent à boire vers 11h00 ou 11h30. Je ressens ce besoin de consommer lorsque vient la fin de matinée, c'est un peu perturbant... Parfois, je me dis que je bois trop, d'autres fois, je pense que je suis encore dans le contrôle. Enfin, que ce n'est pas un problème, même si je merde de temps en temps.

Ce soir, je me suis installé dans un pub du 11ème arrondissement, je sirote un whisky en observant les gens aller et venir. Je ressens l'atmosphère, la sérénité, les tensions. C'est un endroit calme, des étudiants et autres trentenaires rient ou parlent doucement. Et moi, j'écris ; je suis dans une de ces périodes d'écriture. J'écris tout ce qui me vient, sans trop réfléchir, sans trop savoir pourquoi.

« *Écrivez ! Noircir le papier est idéal pour s'éclaircir l'esprit.* », déclarait Aldous Huxley.

Pour moi, il s'agit réellement de ça ; écrire m'allège l'esprit, cela me libère également, c'est comme un baume sur mon âme. Je me rends bien compte que l'alcool prend beaucoup de place aujourd'hui dans ma vie. J'y laisse sûrement quelques plumes et quelques neurones. Je n'aime plus tant cela, enfin, je sens bien que je n'ai plus le même rapport avec l'alcool. L'alcool mon amie se fait parfois traîtresse, parfois compagne infidèle. En tout état de cause, j'ai cette sensation que notre mariage est compromis ; seulement je refuse le divorce, aussi maltraitant l'alcool soit-il.

À cette heure précise, je bois mon cinquième whisky, toujours assis à la même place avec mon carnet et mon stylo. J'avale ce breuvage au goût de terre dont j'ai tant l'habitude. À chaque gorgée je ravale mes rancœurs, chaque goutte m'éloigne un peu plus de moi-même et également de mon entourage. Cela fait maintenant des années que je consomme toutes sortes de produits licites et illicites ; des substances avec lesquelles j'ai joué mais qui à présent se jouent de moi. Je range mon carnet dans ma poche et écris sur la nappe : « *Stop !* ».

Jeudi 26 juin 2008.

Quand je serai grand, je voudrais être… J'ai d'abord imaginé être ingénieur en informatique, puis prêtre, éducateur, psychologue, saltimbanque… Puis rien, je ne suis rien ; je suis simplement l'ombre de ce que j'aurais souhaité. Une ombre pâle, sans couleur, sans nuance. J'ai aujourd'hui 34 ans et je suis persuadé, je ne sais trop pourquoi, qu'une mort prématurée m'attend au virage… J'ai peur de la mort, au moins autant que de la vie.

La cocaïne déferle dans mon corps, inonde mon cerveau, accélère mes pulsations cardiaques. Je deviens le roi de mon monde fantasmagorique, de mon royaume éphémère. Juste quelques instants de répit, une trêve entre mon Moi, mon Surmoi, mon ça. La cocaïne fait son travail et travestit ma réalité en un film dont je suis acteur et spectateur. Au fond, je sais que tout cela n'est que superficiel mais ça me fait du bien, réellement du bien. Et même si j'ai bien conscience que ce n'est pas l'idéal, c'est mieux que rien. La cocaïne me soulage, m'apaise et me permet de m'évader, un temps, de mes angoisses.

La cocaïne et l'alcool, ce savant mélange qui produit une chimie particulière dans mon cerveau surmené. Ce cerveau qui est le laboratoire de mes compositions de stupéfiants. Comme un chercheur, je recherche la meilleure association afin d'obtenir l'extase suffisante. Sans doute que nous sommes tous en capacité de trouver cela en nous-mêmes, sans avoir recours à des substances extérieures, mais je ne sais pas comment l'on fait pour se sentir bien sans produit. Je n'ai pas appris ou alors je ne m'en souviens plus. Alors, j'expérimente, je suis mon propre cobaye. Je me sens mieux quelques instants pour que ce soit pire ensuite. Il s'agit d'un cercle vicieux que je ne contrôle pas du tout.

Le ciel est clair ce soir, des étoiles me montrent que je suis bien petit sur ce bout de caillou. Les étoiles me fascinent car elles ont ce pouvoir de me permettre d'accéder à un état de conscience objectif. Elles me rappellent que tout ce qui peut prendre de la place, beaucoup de place, trop de place, peut être infiniment petit dans un autre contexte, un autre environnement. Je songe là aux crises d'angoisse qui mobilisent énormément de mon temps, qui nécessitent autant d'hypervigilance, qui prennent autant de place... Comment pourrais-je faire pour que cela prenne moins de place ? Comment pourrais-je modifier le contexte ? Je ferme les yeux sur ces questionnements existentiels pour lesquels je n'ai pas vraiment de réponses. Mais, y a-t-il vraiment des réponses ? Y a-t-il besoin de réponses ? Je pense que les solutions sont en moi, enfouies dans les tréfonds de mon être. Je crois que chacun d'entre nous peut puiser dans ses ressources internes.

J'AI RÉUSSI À DEVENIR ALCOOLIQUE !

Jeudi 25 septembre 2008.

« *J'ai réussi à devenir alcoolique !* ».

C'est la réflexion que je me suis faite ce matin assis sur mes chiottes... Cette évidence m'est apparue lorsque je me suis réveillé ; j'étais particulièrement angoissé en me levant et après quelques instants je suis allé prendre une bière dans le frigidaire. Il était 7h10 du matin... J'utilise, aujourd'hui, autant les produits pour réguler mes crises d'angoisse et mes émotions que dans un but que je pourrais prétendre récréatif. J'absorbe liquide, poudre, résine et autres substances pour vivre tout simplement. Comme si je ne pouvais exister sans produit pour modifier mon état de conscience ?

« *On peut tout fuir, sauf sa conscience* », disait Stefan Zweig. Effectivement, je crois que, quoi que je fasse, je ne peux fuir ma conscience. Pourtant, je mets tout en œuvre pour la chasser cette conscience qui me harcèle ! Aujourd'hui, je sais que je suis dépendant à des produits et que je ne peux en avoir la maîtrise. Enfin, lorsque je pense à cela, je ne m'en persuade qu'à moitié car cela me fait horriblement peur. J'ai bien conscience, encore cette conscience, de perdre mon libre arbitre ; je n'ai plus le choix de consommer ou de ne pas consommer. Comme si j'y étais obligé sans en avoir le choix. J'ai perdu une forme de liberté, celle de m'abstenir de prendre des produits modifiant cet état de conscience.

Lorsque j'étais plus jeune, je me disais : « *Jamais je ne deviendrais alcoolique !* ». J'avais très peur de ça, j'avais tous ces fantasmes sur l'alcoolo qui devient une épave, un sale type... Peut-être deviens-je, moi-même cette épave qui me faisait si peur ? C'est compliqué de percevoir que l'on n'est plus maître de soi, que l'on perd des droits sur soi-même. Comme si j'étais prisonnier de comportements qui ne m'appartiennent pas vraiment. Comme si les substances psychoactives étaient aux manettes de mon cerveau, de mon corps, de mon cœur et de mon âme.

Il est 23h47... Je bois encore, je bois pour oublier une réalité qui m'éclate à la figure. Cet alcool qui me fait omettre que je vais mal, qui anesthésie mon objectivité. Comme une mante religieuse cruelle et dangereuse, l'alcool dévore mon corps après les joies nuptiales... La cruauté réside également dans le fait que je n'envisage pas de vivre sans me défoncer. Ça me paraît insurmontable d'exister en homme libre ! Je mesure les incohérences de mes propos, je ne sais absolument pas comment faire. Effectivement, je pourrais en parler à mon médecin, à mon entourage, mais que vont-ils penser ? Et puis, admettre que j'ai un problème auprès de tiers, c'est également l'intégrer complètement pour moi-même.

Jeudi 25 décembre 2008.

Noël et mes enfants tout en joie ! Quel plaisir que de les voir les yeux écarquillés ! Mes yeux sont bien moins ouverts même si je me délecte de ces instants magiques. Levé aux aurores pour l'ouverture des précieux cadeaux, je m'apprête à me rallonger après avoir monté et mis des piles à tous ces jouets mécaniques, électroniques et autres...

Il est 10h15, je suis allongé sur mon lit, j'entends les cris de mes enfants et les sirènes de leurs joujoux.

J'ai beaucoup consommé ces derniers temps, c'est souvent le cas à cette période de l'année. Je continue simplement à me persuader que ça va encore, que je vais, à un moment, réussir à gérer mes consommations. Je fais un peu l'autruche, je cache, je me cache et je fuis une réalité qui me fait trop peur. Dans ce jeu de cache-cache, j'ai bien conscience que c'est simplement moi le dupe.

C'est cela qui est fou ! J'ai conscience des choses mais je ne fais rien pour les changer ! J'ai parfois l'impression d'être complètement abruti. Au fond, c'est peut-être cela, je suis un idiot… Dans tous les cas, une chose est certaine, c'est que les produits m'abrutissent suffisamment. C'est d'ailleurs pour cela que je les consomme avec autant de frénésie. Ce qui est paradoxal, c'est que je n'aime pas forcément être stone.

Eugène Delacroix disait : « *L'homme est un animal sociable qui déteste ses semblables.* »

Je pense que je me déteste bien plus que je ne déteste mes semblables. Je ne sais pas exactement pourquoi mais c'est une évidence pour moi, je ne m'aime pas. Je crois que les produits ont ces propriétés antagonistes qui consistent à me faire oublier que je ne m'aime pas tout en renforçant ce désamour. J'utilise des produits pour répondre à des besoins et cela fonctionne plutôt bien mais, à un moment, ça se retourne contre moi. Notamment en majorant les troubles qui créent ces besoins. Pour le moment, je suis là, allongé sur mon lit en ce jour de nativité. Je refais mon monde interne en essayant de ne pas trop me flageller. Je crois que je me fais suffisamment de mal et n'ai pas envie d'en rajouter ce matin…

Jeudi 25 juin 2009.

Je suis fatigué de mes errances, mon corps et mon cerveau me rappellent que je ne peux faire ce que je veux avec eux…
« *Si l'homme est un fou en puissance, alors le fou est un homme en errance* ».

Je ne sais plus où avoir lu cela mais cette phrase résonne en moi ce matin. Suis-je fou ? De cette folie qui ne serait visible que par moi ? La folie représente, pour moi, la pire des maladies. Elle est sournoise, injuste ; elle est effroi et ténèbres… Et puis, qu'est-ce que la folie ?

Je me rends bien compte que je perds le contrôle sur mes consommations. Je m'aperçois que mes comportements s'adaptent à mes besoins d'ivresse. Dès que je reste quelques heures sans produits psychotropes, je ne me sens pas bien. Et même si j'enfouis cette réalité le plus loin possible, je sais où j'en suis aujourd'hui. Enfin, je crois à peu près savoir où j'en suis. Je me persuade que je sais.

J'erre dans les rues d'un Paris printanier ; j'observe des gens que j'imagine heureux, plus heureux que moi. La cocaïne, depuis quelque temps, me donne moins cette impression de toute-puissance. Elle a moins cet effet qui faisait de moi un homme augmenté. Je ne l'injecte plus, alors peut-être est-ce pour cela ? Je fume un joint en contemplant le va-et-vient des riverains attelés à leurs vies. Le cannabis ralentit l'activité humaine, il suspend l'action… La fumée du shit évapore mes convictions en un halo épais d'hébétude. Le nuage qui s'élève au-dessus de moi transporte une partie de mes douleurs pour un temps déterminé. Un temps toujours plus court, de plus en plus éphémère. Un temps chimérique…

L'alcool qui désinhibe, parfois trop… Je suis en train de héler les passants, leur demandant quelques secondes d'attention. Cette attention que je n'ai plus envers moi-même, je l'interpelle auprès des autres. Je voudrais leur dire que j'ai honte de ce que je suis, que j'en souffre mais ne sortent de ma bouche que des inepties. Je voudrais leur exprimer que ce n'est pas moi qu'ils voient vociférant mais un hologramme éthylique… Je voudrais leur raconter mais ils s'en foutent et ils ont bien raison d'ailleurs… Le zigzag de ma démarche m'entraîne vers d'autres bars. Des lieux où l'on ne met les pieds que parce que l'on s'est perdu dans une nuit alcoolique. Ces endroits dans lesquels aucune conversation n'a de sens ni aucune amitié n'a de consistance... Nous sommes une faune inaudible mais nous avons la sensation de nous entendre et de parfaitement nous comprendre. En réalité, il n'en est rien, la majorité d'entre nous ne se souviendra même pas de ce qui a pu se dire. Nous sommes simplement dans une bulle temporelle qui finira en black-out... Une bulle aussi amère que ces mauvaises bières sirotées sur le comptoir crado ! Il fait nuit, je traîne mon ivresse comme on traîne un boulet. Je me pose sur un banc et je m'endors aux lueurs des étoiles...

Jeudi 24 septembre 2009.

Est-ce cela la vie ? L'existence consisterait-elle à fuir une évidence ? Je me sens prisonnier, incapable de maintenir le contrôle. « *Aucun homme n'est libre s'il ne sait pas se contrôler.* », a dit Pythagore.

J'aimerais maintenir une consommation que je pourrais maîtriser. Dans des quantités et une durée raisonnables. Je crois que le propre de la dépendance c'est justement de ne plus avoir de raison. Il me semble que je n'ai jamais réussi à être raisonnable. Enfin, j'aime l'excès, le trop, ce qui déborde. Je n'apprécie pas la moitié vide, je préfère le complètement plein. Parfois, je me dis que la vie est un risque, que pour la vivre pleinement il faut prendre, justement, des risques. Mais, à force de se brûler les ailes, on arrête de voler. On reste au ras du sol sans pouvoir prendre la hauteur suffisante pour profiter de cette vie si courte et si fragile.

21h57... De bars en bars, de verres en verres, augmentant inexorablement mon taux d'alcoolémie... Je m'étais dit : « *Juste un verre et je rentre.* ». Ce n'est pas possible pour moi. Lorsque je commence, je ne sais pas m'arrêter ; je consomme jusqu'à m'écrouler. C'est d'ailleurs cet effondrement que je recherche. Je cherche à m'évader le plus loin possible, le plus profondément imaginable. Les quantités d'alcool nécessaires aujourd'hui sont telles que l'on prétend que je tiens bien l'alcool. Mais, au fond, il ne s'agit pas de cela ; je suis alcoolique et cela n'a rien à voir avec le fait de bien tenir l'alcool. J'ai besoin de boire pour ne pas me sentir trop mal.

2h35… Le bar a fermé à 2h ; je suis installé devant le rideau de fer rabattu. Je ne peux plus marcher ; mes jambes ne supportent plus mon corps émacié. Le patron m'a invité à quitter son établissement mais je l'ai supplié de me servir un dernier verre. Il me l'a servi en me disant de le boire vite ; du coup, je l'ai avalé cul-sec…

6h24… Je me réveille après m'être endormi sur le banc devant le bar… Mon corps me fait souffrir. Je ne me rends compte que très partiellement des souffrances que j'inflige à mon enveloppe. Je suis dans le déni car cela m'arrange bien. Ne pas voir pour ne pas avoir peur.

7h48… J'arrive au travail… Je prends une bière dans le frigo et je la bois dans les chiottes. J'ai honte mais cela reste entre moi et moi ; la culpabilité est-elle plus facile à supporter lorsqu'elle est cachée ? Je n'en suis pas persuadé, néanmoins cela m'évite d'avoir des comptes à rendre. J'ai suffisamment à faire avec moi-même, je la rumine cette culpabilité, je la mâchonne cette honte. Et je les vomis toutes ces rancœurs. Je les vomis presque chaque matin lorsque je consomme mon premier verre la tête au-dessus des toilettes…

Jeudi 24 décembre 2009.

« *Quand on a bonne conscience, c'est Noël en permanence* », Benjamin Franklin.

Et lorsqu'on a mauvaise conscience ? Comment fait-on ? Ma conscience est bien ébranlée. Je la mets à l'épreuve cette conscience ; je la lamine avec la lame acérée qui me serre à écraser les cailloux de cocaïne… J'essaie de rester clean aujourd'hui, il s'agit de ne pas être complètement défoncé avant le repas du réveillon. Je prépare le repas pour ce soir, cela me permet d'être occupé ; j'aime cuisiner, cette activité me demande d'être concentré sur ce que je fais. Et puis c'est de l'amour, la cuisine, c'est donner de l'attention. Je me sers, néanmoins, un verre de vin ; juste un verre…

J'aime ces moments d'introspection durant lesquels je fais le bilan. Je regarde dans le rétroviseur boueux. Boueux car j'ai de plus en plus de black-out. Ces amnésies dues à l'absorption d'alcool me font peur mais ne m'empêchent pas de consommer. Pourtant, tout va bien dans ma vie ! Enfin, j'ai quatre magnifiques enfants, un travail, tout le monde est en bonne santé. Mais moi, je me sens mal, dans mon corps, dans ma tête et dans mon âme. Je suis toujours pris de crises d'angoisse diffuses. Je ne sais à quoi elles correspondent ni où elles naissent. Ce que je perçois c'est qu'elles sont envahissantes. Elles prennent autant de place que les produits que je consomme et, là aussi, je n'ai pas le contrôle dessus.

Allongé sur mon lit, je compte les moutons qui se prennent les pattes dans les barrières. Inévitablement, les moutons de l'endormissement se vautrent lamentablement. Le cannabis m'aide à m'endormir, il adoucit ces moutons maladroits. Mais je n'ai pas fumé aujourd'hui, alors les ovins sont fous… Cela fait plus de 20 ans que je consomme du shit et plus de 15 de manière quotidienne. Je n'éprouve plus de plaisir mais il s'agit d'une habitude.

Je me relève et bois du champagne à même la bouteille. Je me rends compte de l'absurdité de ce que je fais mais… C'est comme si j'étais pris dans un tourbillon duquel je ne peux plus sortir. Je suis embourbé dans quelque chose qui s'est mis en place lentement, très lentement. Ce qui était agréable par le passé devient désagréable. Ce que je faisais par choix avant devient une obligation. Où s'est barrée ma liberté ?

Morphée alcoolisé vient me serrer dans ses bras, les relents d'alcool pervertissent ce câlin onirique. Je ne sais pas ce que c'est que de s'endormir sans avoir consommé ; je ne m'en souviens plus, j'étais trop petit... Quand j'étais petit, je me voyais voyageant, découvrant, explorant des contrées lointaines. Aujourd'hui, mes voyages sont éthyliques, cannabiques, cocaïnomanes... Et je ne suis pas persuadé qu'il y aura de retour. Comme dans un train d'enfer qui n'aurait plus de frein, je ne sais pas où je vais. Le monstre métallique n'a pas de gare ni de quai ; il file sans pause, sans but... C'est ainsi que je fonctionne actuellement ; je suis ce train d'enfer...

Jeudi 24 juin 2010.

On parle souvent de drogues dures et de drogues qui seraient douces ; j'avoue ne pas comprendre ce concept. Une drogue est une drogue, c'est tout ! Pareillement, l'on considère souvent une drogue par son caractère illicite. L'alcool ne serait pas une drogue ? Même si l'on admet qu'une drogue est un composé capable d'altérer une ou plusieurs activités neuronales et/ou de perturber les communications neuronales ?

Pourtant, je ne me considère pas comme un drogué. J'aime bien faire la fête et m'enivrer, mais de là à me considérer comme un putain de drogué ! C'est vrai qu'aujourd'hui je ne consomme plus pour faire la fête, je prends des produits plutôt à visée anxiolytique. C'est-à-dire que je les utilise pour réduire mes crises d'angoisse et pour m'apaiser, mais plus pour être bien... Si je me pose autant de questions sur mes consommations, c'est parce que je perçois le fait que je ne suis pas dans un usage normal. Je déborde, je ne contrôle rien, je fais souvent n'importe quoi.

J'ai 36 ans et il me semble que j'ai de plus en plus de mal à me remettre des effets inhérents aux produits que je consomme. Physiquement et psychiquement, je prends des coups. Je le ressens au plus profond de mon corps et de mon âme. Inexorablement, j'abîme mon corps et mon cerveau et, même si je le sais, je continue comme si cela n'avait pas d'importance. Mais en réalité j'ai peur ; j'appréhende les conséquences…

J'ai déjà bu une bouteille de Jack Daniel's, il est 16h25… J'en ouvre une deuxième discrètement dans la cuisine et je remplis la première avec de l'eau teintée de Coca. Ainsi, l'on ne verra pas que j'ai déjà terminé une bouteille. Je fais diversion, pas par peur mais par honte. Je cache mes consommations, je mens, je minimise et je culpabilise.

Le monde de la nuit, de la drogue, m'a toujours attiré ; je trouvais cela cool de faire semblant d'être un junkie. Aujourd'hui, cela me dégoûte ! Enfin, l'on a chacun sa propre représentation de ce qu'est un junkie. Pour certains, ce sera l'héroïnomane avec sa pompe, pour d'autres le mec bourré de cachetons… Pour moi, c'était plutôt les gens en marge d'une société cancéreuse. Des personnes qui rejetaient un système, des rebelles en quelque sorte. En réalité, c'est juste la misère, c'est simplement être prisonnier dans son propre corps, dans un cerveau détraqué. Plus jeune, les histoires de toxicomanes me fascinaient ; je trouvais les protagonistes sensibles, tristes mais vivants !

Henri Michaux disait : « *Tout est drogue à qui choisit pour vivre l'autre côté.* » C'est un peu cela, j'ai choisi de vivre, pas tant de l'autre côté, mais à côté.

1h54… Je crois que j'ai terminé la deuxième bouteille de whisky… Et la seule chose qui me vient en tête est : « *Que vais-je avoir à boire demain ?* »…

Jeudi 23 septembre 2010.

L'alcool réchauffe les corps et les cœurs mais il noie l'âme... Aujourd'hui, l'éthanol est comme un carburant ; il me sert à avancer. Enfin, il me sert à ne pas perdre complètement pied, ce qui peut sembler parfaitement paradoxal.

« *Plus d'hommes se sont noyés dans l'alcool que dans la mer.* », W.C. Fields.

Sur mon bateau ivre, je navigue à l'aveugle ; je ne sais où je vais échouer. La seule chose que je perçois est que je suis un très mauvais marin... De bar en bar, de verre en verre, je rame à contre-courant sans m'apercevoir que je n'avance pas. Je reste inexorablement à la même place, répétant les mêmes gestes. La tragédie de tout cela réside dans le fait que je n'arrive pas à changer. Je reste empêtré dans un mécanisme qui me broie. Parfois, j'ai peur, d'autres fois je m'en moque, mais le plus souvent j'élude tous ces questionnements...

De toutes les manières, je crois que je ne suis pas destiné à vivre vieux ; vieillir me fait peur, la maladie et la mort me terrorisent ! Depuis que je suis tout petit, je suis persuadé d'une mort prématurée, j'ai la conviction que je mourrai avant d'être sage...

J'ai toujours cette sensation d'être un enfant dans un corps d'adulte ; ce monde des grands ne m'intéresse pas. On pourrait évoquer le syndrome de Peter Pan, je ne suis pas psychiatre et ce n'est pas classifié parmi les maladies mentales. Enfin, je ne crois pas...

Les jours se succèdent et se ressemblent... Du moins pour ce qui est de mes consommations. J'ai l'impression de répéter chaque jour les mêmes rituels, je ne prends plus plaisir, je perds goût à la vie. C'est triste, mais c'est ainsi que je le ressens au plus profond de mon être. La défonce rend triste en réalité, il s'agit d'un leurre. C'est un placebo, ça ne soigne rien ; au contraire, ça aggrave. Et puis, c'est vicieux, ça vient lentement, tout doucement la fête laisse place à la défaite… Après le soleil, la tempête !

J'ai la sensation de me soigner en avalant des produits, mais je sais que je ne guéris rien. Je sais que le problème n'est pas tant lié à ce que je consomme qu'aux causes de ces consommations. Aujourd'hui, je ne trouve plus cela cool de consommer, je m'aperçois que je n'ai plus vraiment le choix. Et même si je fous ça sous le tapis de ma raison, je sais que je suis prisonnier. Bien entendu, je n'en parlerai à personne ; je ne veux pas être jugé, je ne veux pas faire peur… Alors je me tais, je continue à faire l'autruche et je ravale mon amertume. Je suis en colère, en colère contre moi-même, contre ce que je suis devenu. Un être incapable de passer une journée sans se retourner le cerveau ! Je rêvais de grands espaces, je rêvais de liberté et je suis enfermé dans un corps-prison. Captif de moi-même, mon propre geôlier. Où se trouve le trousseau de clés ?

3h10… Les rues sont vides et moi je suis livide. Je bouscule les ombres de ma vie en m'excusant d'être en vie. Je titube, tombe, me relève et retombe. Je pleure et je vomis ; je n'arrive pas à crier alors je dégueule sur les trottoirs. Je dois faire peur à voir, de toute manière, je ne me regarde plus. J'évite mon propre regard dans la glace.

Jeudi 23 décembre 2010.

La cocaïne n'est plus réservée à une élite. La poudre s'est répandue, inondant les cités et ainsi toutes les couches d'une société demandeuse de nouvelles sensations. Lorsque j'ai commencé à en consommer, elle coûtait 1 000 francs le gramme soit 150 euros, aujourd'hui, on touche un gramme de coke à 60 euros. On a rendu la cocaïne *low cost*. Riches ou pauvres, on se retrouve tous dans la même merde ! C'est une sacrée garce, la coke ; elle vous en promet mais ne vous apporte rien. Elle vous rappelle sans arrêt à elle mais ne donne rien en échange. L'illusion est éphémère et l'on en paie le prix.

Je crois que j'en ai marre de tout cela, j'aimerais que ça cesse. Je voudrais faire une pause, pouvoir passer à autre chose. Lorsque j'y réfléchis, cela me paraît évident mais cette évidence s'échappe en quelques heures. Elle s'échappe lorsque plus aucun produit ne fait effet sur moi. Je crois que même avec une bonne dose de volonté ce serait compliqué. Je ne sais comment faire, je ne vois pas d'issue, je suis dans une impasse.

Jeudi 24 mars 2011.

« *C'était seulement le mois de mars, un temps d'éclaircies fugitives que coupaient de hargneuses giboulées* », Maurice Genevoix.

Dans mon monde intérieur, c'est la tempête, je m'accroche aux branches qui ne sont pas encore cassées. Bien que fragiles, celles-ci me permettent malgré tout de garder la tête hors de l'eau. Je suis immergé mais je ne me noie pas.

L'alcool prend de plus en plus de place dans ma vie, je n'arrive pas à m'en passer plus de quelques heures. Des heures qui se font de plus en plus rapprochées et j'ai besoin de consommer dès le matin. Lorsque j'étais plus jeune, je m'étais dit que jamais je ne boirais le matin. Ce sont les alcooliques qui boivent le matin me disais-je en fumant mon premier pétard au réveil. Je me disais aussi que je pourrais me passer de l'alcool mais pas du cannabis. Aujourd'hui, c'est l'inverse ; je ne peux pas me passer d'éthanol !

J'ai un peu honte lorsque j'achète mes bouteilles de whisky chez l'épicier. Tous les jours, il me voit arriver et il sait pourquoi j'entre dans sa boutique. Il lui arrive même de me préparer mon colis… Je suis un client fidèle et l'on prétend que la fidélité est toujours récompensée. En réalité, je fais tout cela par automatisme, c'est devenu un mécanisme parfaitement rodé.

22h20… C'est la fête chez Hassan ! Dans ce bar tout pourri, je suis comme un poisson dans l'eau. Une eau trouble mais je suis dans mon sordide élément. On fête l'anniversaire d'un illustre inconnu que l'on célèbre comme s'il avait été de notre propre famille. C'est débile mais l'on fait, à ce moment, précis, partie de la même lignée. Une filiation éthylique ! On se raconte nos vies, nos espoirs chimériques et nos rancœurs. L'on ne se connaît pas mais on fait comme si… Nous sommes tous bien habitués à faire semblant.

1h35… L'alcool désinhibe, l'alcool rend fou ! Bagarre générale pour des futilités dont on ne se souviendra même pas demain. Seuls les bleus et les douleurs nous rappellerons que quelque chose s'est effectivement déroulé. C'est aussi cela l'aliénation de l'alcool ! Après les accolades, les coups ; après les embrassades, les coups de boule…

3h50… En cellule de dégrisement… Mais qu'est-ce que je fous là ! Je suis devenu un déchet qui se bat dans les cafés et le pire, c'est que je ne sais même pas pourquoi. C'est complètement con mais je n'arrive pas à contrôler ça. Pourtant, je ne suis pas ainsi ; enfin, je ne suis pas violent, ni même provocateur. Je ne suis pas fier de moi, la culpabilité me ronge.

La tempête incessante se déchaîne toujours en moi ; je suis pris dans son tourbillon. Comme un morceau de papier, je suis emporté au gré des vents violents qui me submergent. Je guette, au loin, ce morceau de ciel bleu qui me permettrait de souffler un peu. Le calme après la tempête se fait attendre, il se cache dans les méandres de l'alcool que j'ingurgite chaque jour. Pourtant, je le perçois, j'ai un besoin vital d'accalmie. Je ne pourrai m'accrocher aux branches fragiles indéfiniment…

Jeudi 23 juin 2011.

Le printemps est là et les fleurs volent aux vents… Les terrasses s'emplissent comme les verres se remplissent. Les rayons de soleil donnent une couleur or aux chopes de bière posées sur les tables rondes.

Je ne prends plus de coke depuis deux mois déjà, je ne sais pas comment cela s'est passé. Enfin, je ne vais plus en chercher et refuse toutes sollicitations pour en obtenir. Je crois que la cocaïne ne m'apportait plus rien. Enfin, les effets secondaires étaient tels que je préfère ne plus en consommer.

« *La première composante de la personnalité humaine soluble dans l'alcool, c'est la dignité* », Heywood Broan.

Les Amérindiens se sont fait avoir avec l'eau-de-feu qui, petit à petit, a remplacé le calumet de la paix. J'extrapole un peu l'histoire mais pas tant que cela… Comme les fumeurs de calumets aux coiffures de plumes, je me suis fait berner par l'eau qui brûle. Elle crame tout, cette eau, les cerveaux, les corps et les âmes. Elle laisse derrière elle une terre de désolation sans vie.

Le soleil se couche sur la capitale et, au fur et à mesure, mon taux d'alcoolémie augmente… Vient le moment où je ne suis plus en capacité de compter les verres que j'ai bus. Je ne sais plus si c'est le deuxième ou troisième bar que je fais. Je m'installe le temps de deux, trois verres et je navigue vers une autre terrasse. Plus la nuit dévore le paysage et plus la population change. Les vampires avides d'amertume sont de sortie. Nous nous dévidons de nos propres substances…

La lune scintille dans un ciel clair, je suis ivre mais pas bourré. Ce qui signifie, pour moi, que je ne fais pas de la merde. Je me sens plutôt bien ce soir, je ne suis plus angoissé et je ne suis pas trop cramé. Je pourrais passer pour Monsieur Tout-le-Monde après une soirée entre potes. Un alcoolique anonyme en quelque sorte ! Je me fonds dans la masse des badauds qui entrent dans leurs nids. J'aimerais tellement être ce Tout-le-monde ! La nuit se couche sur mes rêves enfouis pendant que le jour se lève sur mes rêves éveillés.

Jeudi 22 septembre 2011.

Cinq mois sans coke ! Je me sens comme libéré, avec cette sensation d'avoir récupéré du pouvoir sur ma vie. Même si je sais, qu'au fond, ce n'est pas la cocaïne le problème. Ni l'alcool ou le cannabis d'ailleurs ; la difficulté se situe plutôt en moi-même.

« D'un œil, observer le monde extérieur, de l'autre regarder au fond de soi-même », disait Amedeo Modigliani. Lorsque je regarde au fond de moi-même, je ne vois qu'un gouffre. Je n'arrive pas à gérer ce qui se joue dans mon intérieur. J'ai cette impression que c'est la guerre qui règne, le chaos ! Il s'agit, de manière imagée, d'un véritable dérèglement climatique ; tempêtes, orages, tsunamis envahissent mes océans internes. L'accalmie n'est procurée qu'avec le pansement-produit. Je crois que je n'ai pas appris à faire autrement ; j'ai grandi, je me suis construit avec des produits psychotropes. Mon cerveau d'adolescent s'est forgé avec ces consommations et certainement que cela a eu des conséquences que je perçois aujourd'hui.

L'alcool et ses ambivalences… Il m'apaise et me transforme ; il me métamorphose en quelqu'un que je ne suis pas. Là est l'ambiguïté, je fuis ce que je suis pour devenir ce que je ne suis pas. En fait, je ne sais pas réellement qui je suis ; je ne perçois que ce qui est négatif en moi. Je n'arrive pas à imaginer que je pourrais avoir de la valeur ou des capacités. Alors l'éthanol me persuade que cela n'a pas d'importance, il me convainc qu'il peut combler tous les manques, toutes les douleurs et tous les traumatismes.

Je me retrouve, aujourd'hui, bien loin de mes premières ivresses. Ces expériences juvéniles se sont transformées en une prison. J'en suis le captif mais également le geôlier. Je pourrais aisément prétendre que le gardien de ma geôle, ce sont les produits que je consomme ; ceci n'est pas complètement absurde. Néanmoins, je suis persuadé que je possède les clés de mon enfermement.

23h37... Allongé sur mon lit, je tire les ficelles de ma vie ; j'essaie de comprendre où j'en suis, je tente d'appréhender ce qui se passe. Aujourd'hui, je ne consomme plus que de l'alcool et j'avoue que je ne me sens pas mieux pour autant. Je m'étais dit que lorsque j'arrêterais le cannabis et la coke cela irait mieux. J'ai toujours pensé et entendu que la coke était une drogue dure et que le cannabis rendait fainéant. Et l'alcool ne serait même pas une drogue mais un produit de consommation courante.

Au fond, ce n'est pas l'usage qui est problématique, quel que soit le produit consommé. Ce qui peut causer problème, c'est l'usage que l'on en fait. Je peux manger du chocolat sans problème mais si j'en mange de trop, et bien j'aurai mal au ventre. Et si j'en mange trop souvent, je prendrai de moins en moins de plaisir à en consommer. Il s'agit là d'un schéma de ce que je conçois de mon rapport avec l'alcool. Le souci n'est pas que j'en consomme mais pourquoi et comment j'en use.

Jeudi 22 décembre 2011.

« *Petit papa Noël, Quand tu descendras du ciel, Avec des jouets par milliers, N'oublie pas mon petit soulier, Mais avant de partir...* ».

Cette mélodie qui a bercé l'enfance de nombreuses générations me rend nostalgique. Elle me renvoie à la mélancolie de souvenirs fantasmés, à une réminiscence qui n'a pas vraiment existé. En effet, je n'ai pas de souvenir de ces Noëls familiaux ni de ces vacances en famille. Et pourtant, j'en suis nostalgique. Comme si je courais après une chimère. Comme un coureur de fond, je m'épuise à fouler ce qui n'a pas existé…

Les drogues ont également cette propriété de tout noyer, souvenirs passés et présents… Chaque verre m'éloigne de tout, des autres et de moi-même. Je me sens isolé ; je survis dans une vie à laquelle je ne trouve pas de sens. Bien entendu, je veux que mes enfants soient heureux, qu'ils aient une jolie vie mais, pour moi-même, je n'arrive pas à l'imaginer.

Il y a des rencontres qui se veulent funèbres. Le problème avec les drogues et la dépendance c'est que l'on ne le perçoit pas tout de suite. Ces confrontations avec les produits se sont, en première intention, toujours extrêmement bien déroulées pour moi. J'ai aimé me droguer, j'ai kiffé les effets de tous les produits que j'ai consommés. Et, c'est justement parce que j'ai adoré ça que j'y suis retourné encore, et encore, et encore… À chaque fois que je me suis dit que c'était la dernière fois, j'en étais persuadé. Mais ce n'était jamais la dernière…

Les drogues sont devenues mes meilleurs amis et mes pires ennemis. De faux amis et de vrais ennemis. Malgré cette conscientisation, je n'envisage pas sérieusement d'arrêter l'alcool. C'est comme si je me retrouvais devant une montagne insurmontable. Une montagne dont je ne vois même pas le sommet, un Everest infranchissable…

21h50… Je ne sais pas où je me trouve… Je ne sais pas ce que j'ai fait avant d'arriver dans ce bar. J'ai devant moi un double whisky, l'endroit est plutôt chic et presque vide. J'essaie de remonter le temps afin de me souvenir de ce que j'ai fait avant d'atterrir ici. Mais rien à faire ! C'est aussi cela l'alcool pour moi, ces terribles black-out. Dans ces moments, j'ai toujours un peu peur ; je crains d'avoir fait n'importe quoi et revient l'angoisse… Cette angoisse qui me ronge depuis de nombreuses années.

1h27… Je marche ou j'erre… Je déambule dans un quartier endormi, les guirlandes des sapins clignotent encore à certaines fenêtres. Je pleure de ces lumières multicolores, je sanglote comme pour évacuer ce que je garde au fond de mon âme. Je suis triste d'en être arrivé là, sans m'en apercevoir. Je suis affligé de mon reflet dans le miroir de ma vie. La lune me regarde et pleure avec moi. Les étoiles sont les témoins de ma descente en enfer…

Jeudi 29 mars 2012.

23h45… « *Allo ? Je suis alcoolique, je n'en peux plus, comment faire ? Aidez-moi !* »…

Je viens de raccrocher, je suis en pleurs, je suffoque… J'ai appelé SOS Alcooliques Anonymes dans un élan de désespoir. Je suis ivre et triste, je suis en colère contre moi-même. J'ai la rage car je n'arrive pas à me contrôler, je suis dans un état de fatigue tel que je n'arrive plus à réfléchir.

« *La sortie de secours est à l'intérieur de nous-mêmes* », Julien Green.

Je ne vois pas d'issue et même si je perçois que les probables solutions se trouvent en moi, c'est complètement flou. Je me suis enfermé dans quelque chose que je ne maîtrise plus du tout. Je me retrouve prisonnier de moi-même et, comme un condamné à mort, j'attends le coup de grâce qui me délivrera du mal.

1h28 et quelques larmes… L'alcool, le temps d'un instant tragique, fait tout oublier. Oublier que je n'en peux plus, oublier que je souffre, oublier que je suis encore en vie.

Ce remède-poison me ronge, petit à petit, il prend toute la place ; jusqu'à m'effacer complètement. J'en ai parfaitement conscience ce soir mais je sais que demain cela ne sera qu'un souvenir flou et inconsistant. Allongé sur mon lit, je rêve, je me crée un songe sans produit. Une vie libre de toute substance qui viendrait modifier mes perceptions. Une existence qui m'appartiendrait complètement et dans laquelle je pourrais évoluer sans me faire de mal. La nuit m'enveloppe de son noir manteau, elle me plonge, le temps d'un sommeil éphémère, dans l'oubli du présent…

C'est quoi être alcoolique ? C'est la honte ! C'est le mensonge et le silence. C'est la culpabilité et les secrets, c'est se cacher et pleurer en silence… C'est aussi ne plus avoir de choix, c'est comme être esclave d'un comportement, c'est un enfermement ! J'ai toujours cet espoir fou que je pourrai m'en sortir seul. Je crois qu'avec une grande volonté je serai capable d'arrêter de consommer. Oui, je crois que je le peux si je le veux vraiment ! Mais si je n'y arrivais pas ? Si la volonté ne suffisait pas ? Si je l'avais tuée, cette putain de volonté ? Je suis complètement perdu, noyé sous des litres et des litres d'un alcool qui a pris le contrôle sur moi. C'est complètement fou de prétendre que ce produit a pris tout le contrôle de mon existence ! Mais je crois que c'est vraiment cela, je n'ai effectivement, plus aucun pouvoir sur moi-même. Je suis devenu ce que je ne voulais surtout pas être ! Je crois que je me suis laissé entraîner dans une spirale. Sans doute y ai-je trouvé un certain confort qui, peu à peu, est devenu inconfort.

Jeudi 28 juin 2012.

7h37… Mon premier verre, la tête au-dessus des toilettes… Je le vomis, ce premier volume d'éthanol ; j'en ai maintenant l'habitude et, systématiquement, je place mon visage au-dessus des chiottes pour dégueuler. C'est triste comme situation, je m'en rends bien compte et j'en souffre terriblement.

Effectivement, je suis certainement plus en mode survie que dans quelque chose qui ressemblerait à la vie. Enfin, tout au moins en ce qui concerne mon monde intérieur, car extérieurement j'essaie de faire bonne figure. Toujours, faire semblant… Je suis devenu maître de l'illusion, je fais apparaître un autre moi, celui qui va bien, sûr de lui. Je lutte contre ces crises d'angoisse terribles, je m'organise pour donner le change en toutes circonstances. Je dois aussi prévoir mes bouteilles d'alcool pour ne pas être en manque… C'est ma réalité aujourd'hui, je ne peux vivre sans ce produit que j'ai tant aimé. Mais, à cet instant, je le déteste, je le hais autant que je me hais moi-même !

« *Aime comme si un jour tu devais haïr* », Bias de Priène. Ce n'est pas simple d'aimer en s'imaginant, un jour, devoir haïr. C'est même très angoissant comme principe. Mais, en ce qui me concerne actuellement, il s'agit un peu de cela. J'ai tant aimé ces douces ivresses, ces moments d'évasions qui me permettaient d'avoir ce sentiment de liberté. Ils étaient surtout chimiques, ces évasions et ce sentiment de liberté. Cela me permettait de me libérer de moi-même, de mes angoisses et de tout ce que je n'aimais pas chez moi. Aujourd'hui, l'alcool ne m'apporte plus tout cela. Il m'a enserré dans ses griffes, me lacérant les viscères et butinant mon cerveau. Je le hais avec autant d'intensité que je l'ai aimé, avec autant de violence. Passer de l'amour à la haine est un mécanisme que l'on retrouve parfois dans les couples. C'est bien cela, je forme un couple avec l'alcool, une union morbide, une consécration funèbre…

J'alimente mon taux d'alcool tout au long de la journée. Comme un malade, par petites doses, je me soigne… Bières le matin, whisky le midi, bières l'après-midi pour me finir au whisky le soir ; pour m'achever lorsque la nuit vient ouvrir ses tentacules noctambules.

00h48… Je termine cette bouteille de Jack Daniel's, je me sens, enfin, bien. J'aimerais toujours me sentir aussi bien, délivré de toutes les souffrances intérieures. Je sais bien que ce n'est pas possible. J'étouffe, je camoufle, je fuis, je me fuis mais je continue de m'enfoncer irrémédiablement dans la boue de mes traumatismes. Car au fond, j'ai parfaitement conscience que ce mal-être est consécutif à des traumatismes que je dénie, que j'enterre depuis très longtemps. J'ai beau savoir, comprendre tout cela, je n'arrive absolument pas à me mettre en marche.

Jeudi 27 septembre 2012.

« *Aucun homme n'est libre s'il ne sait se contrôler* », Pythagore. Du coup, je me retrouve complètement confronté à cette citation qui représente aujourd'hui pour moi un axiome. Effectivement, je ne suis plus libre ; je suis esclave d'un comportement que je ne contrôle pas du tout. Je suis comme une voiture de course lancée à vive allure mais sans frein. Je dois rester en hypervigilance sous peine de me prendre le mur en pleine face. Être alcoolodépendant signifie vivre soumis à cette hypervigilance constante. Celle-ci ne se relâche que lorsque je m'écroule rempli d'éthanol. Je n'éprouve plus aucun plaisir à consommer, mes consommations ne sont qu'obligations et souffrances. Je pourrais aisément prétendre que je me sens bien lorsque j'obtiens un taux d'alcool exponentiel, mais ce n'est pas vraiment exact. En réalité, j'ai l'impression de lutter sans cesse, cette notion de plaisir n'a plus de place dans ma vie. L'alcool a pris toute la place dans mon existence, il n'y a pas un jour sans… Je rallume le feu d'éthanol toutes les trois ou quatre heures. Un peu comme si je m'étais retrouvé sur une île déserte sans allumettes et qu'il fallait que je maintienne le foyer incandescent. Comme s'il s'agissait de ma survie, c'est un peu ça l'idée… Je marche à côté de moi-même, je ne suis que mon ombre. J'ai la sensation de ne pas me connaître, de ne pas me reconnaître, je suis perdu… J'essaie, tant bien que mal, de me fausser compagnie, je me hais ! La mort serait certainement plus douce mais je n'en ai pas le courage. Mon comportement convoque la grande faucheuse, chaque ivresse m'entraîne sous son outil tranchant. Je sens bien que mon corps et mon cerveau défaillent et qu'ils déraillent, certains signes ne trompent pas lorsque l'on accepte de les voir.

3h58… Je me réveille et me glisse dans la cuisine… Je tremble, je n'ai pas bu depuis 22h30 et je suis en manque. Je le reconnais, ce symptôme, il me fait mal, il me fait peur. Il me reste un quart de bouteille de whisky qui va me permettre d'apaiser mon corps et mon esprit pendant quelques heures. Cela m'écœure mais je n'ai plus le choix. Ce verre noctambule va me permettre de me recoucher pour quelques heures.

6h51… Toujours prévoir suffisamment d'alcool, ne jamais laisser le manque s'installer. C'est horrible cette sensation, le corps qui réclame, le cerveau qui hurle en silence. Je n'imaginais pas que c'était si douloureux. Je suis seul avec ça, je n'ose pas en parler, j'ai honte et j'ai peur que l'on me dise d'arrêter. Je ne peux pas arrêter, j'en suis aujourd'hui complètement incapable. Ma prison n'a pas de murs, pas de barreaux ; ma geôle est une camisole chimique dont je ne peux m'évader.

Jeudi 27 décembre 2012.

L'année 2012 s'achève, je ne sais pas de quoi sera fait 2013... J'y place de l'espoir, je crois en la vie ; je l'aime cette putain de vie ! J'ai 38 ans et je suis alcoolique, ce pourrait être le titre d'un livre. Un livre qui pourrait avoir une fin dramatique ou bien joyeuse. Selon le verre à moitié plein ou à moitié vide...

Je ne cherche pas d'excuse à ce que je suis devenu aujourd'hui. J'imagine aisément en être le seul responsable. J'arrive encore à donner le change, j'arrive encore à mentir. Je fais l'autruche, le bec coincé dans une bouteille de whisky. Il y a toute cette ambivalence, ce désir de me sortir de là et cette peur. Ce désir de vivre et cette peur de devoir vivre sans alcool. La dépendance rend ambivalent, elle rend fou !

Je ne prends plus de cocaïne, quasiment plus de cannabis, reste l'alcool dont je n'arrive pas à me défaire. Je n'ai même pas l'énergie d'essayer d'arrêter, je me sens complètement vide de toute motivation. C'est une drogue dure, l'alcool ! Bien plus dure que ce que l'on peut prétendre. Bien plus compliquée à arrêter que ce que je pensais moi-même. On arrête tout, sauf de consommer !

Je bois par nécessité, parce que je n'ai plus le choix, parce que j'ai perdu la liberté de m'abstenir de consommer. Je me suis souvent dit : « *Arrête de boire, ce n'est pas compliqué* » ! En réalité, cela me paraît plus que compliqué, cela me semble juste impossible. J'aimerais tant qu'il puisse en être autrement, je voudrais tellement reprendre le contrôle de ma vie...

21h36... J'entame ma deuxième bouteille de Jack Daniel's avec des gestes mécaniques. Tous les jours les mêmes, tous les jours ce besoin, tous les jours me rapprochent du K.O et du chaos ! Le liquide me brûle l'œsophage, il apaise partiellement mes angoisses, il diffuse son poison dans chaque interstice de mon être… D'élixir à poison, ça pourrait également être le titre d'un livre. Ce produit qui m'a tant apporté est en train de me tuer à petit feu. Chaque jour, je pense à ma mort ; cela pourrait paraître très mélodramatique, mais je la sens, cette mort.

23h47 Je pleure… Les larmes expriment mon mal-être, elles ont pris la place de l'angoisse. Elles déversent leurs flots de peurs, de rages, de peines et de haines. Le temps d'un instant, elles vident mon cerveau de ces compressions existentielles. La bouteille se vide au même rythme que mes larmes coulent, comme des vases communicants. Parfois j'imagine que cela est un mauvais rêve, comme un cauchemar, et que lorsque je me réveillerai tout sera différent. Mais, le matin me renvoie à ma réalité, il me ramène à cet alcool qui va apaiser le manque qui arrive. Ces matins qui déchantent et qui se succèdent, me balancent à la gueule mon alcoolisme !

« *Très souvent, au cours de notre existence, nous voyons nos rêves déçus et nos désirs frustrés, mais, il faut continuer à rêver, sinon notre âme meurt* », Paulo Coelho.

Jeudi 28 mars 2013.

Je suis épuisé, physiquement et psychologiquement, les quantités d'alcool absorbées me poussent vers le fond. Mais je ne le vois pas, ce fond, je surnage entre mille eaux troubles en attendant le naufrage ou la noyade…

« *Si seulement on pouvait s'entraîner en prévision des naufrages et s'arranger pour qu'ils se produisent quand on est en forme parfaite. Il y aurait moins de noyades en mer* », Stephen Crane.

Chaque verre me dégoûte, je ne me sens mieux que lorsque je perds conscience. Tant que je suis en capacité de réfléchir, je suis dans le mal, je suis dans un contrôle permanent de ce qui m'accroche à la vie. Aujourd'hui, je ne suis pas persuadé de voir mes enfants grandir. Lorsque j'y pense, des douleurs effroyables viennent submerger mon corps et mon âme. Parfois j'imagine tout lâcher, me laisser aller au fond, me laisser couler complètement. Mais je crois que j'ai en moi cet instinct de vie qui me donne, malgré tout, l'énergie suffisante pour continuer à nager. Mon corps indique des signes qui m'inquiètent mais que je dénie la plupart du temps. Je me refuse de voir l'évidence de mon état. Je ne sais même plus ce que j'attends, un miracle ou une sanction… Dans les deux cas, cela ne viendra pas d'une divine entité mais dépendra de moi-même. Me soigner ou me noyer, vivre ou mourir.

19h49… Je m'isole pour boire, avec honte, je consomme avec frénésie juste pour ne pas être en manque. Je ne recherche rien d'autre qu'éviter ce manque, simplement ne pas trop souffrir. Et pourtant, je souffre quand même, de cette douleur sourde et intense qui me ronge chaque jour un peu plus. Je n'ai plus le choix, mon corps réclame, hurle ce besoin d'éthanol ! Mon organisme se nourrit principalement de l'alcool que j'absorbe, tout aliment solide devient difficile à ingurgiter.

Jamais je n'aurais imaginé en arriver là. Ce qui est fou c'est que je n'ai rien vu venir. Cela peut paraître complètement déculpabilisant que de prétendre cela, mais il s'agit de ma réalité. Jour après jour, mois après mois et année après année, je suis passé de consommations contrôlées, à consommations abusives, à consommations contraintes. Là aussi, j'ai conscience que ça peut paraître absurde mais je crois que c'est cela le chemin vers la dépendance. Aujourd'hui, je suis dépendant, prisonnier d'un comportement sur lequel je n'ai plus aucun contrôle. Lentement, insidieusement, mon rapport consenti avec les drogues est devenu rapport sous contrainte physique et psychologique. Bien entendu, je prends ma part de responsabilité, personne ne m'a forcé. Mais aujourd'hui, malgré mon désir de m'en sortir, je ne vois pas d'issue. Je me retrouve enfermé dans les méandres de l'addiction…

MON DERNIER VERRE…

Jeudi 27 juin 2013.

8h35 Mon dernier verre…

Je viens d'appeler le SAMU, je n'en peux plus, je crois que j'ai touché le fond et, à cette heure précise, je ne sais pas quelle sera l'issue… Mes jambes ont triplé de volume, j'ai le teint jaune, de la fièvre et n'arrive quasiment plus à marcher. Je suis en train de mourir, je le sens, je la sens la mort. Depuis plusieurs nuits, j'ai cette odeur qui me ramène à cette évidence ; si je ne suis pas rapidement hospitalisé je vais décéder. J'en suis intimement persuadé !

11h et quelques minutes interminables… Le véhicule m'amène aux urgences de l'hôpital Avicenne. J'ai très peur, je suis en manque et je ne sais absolument pas ce qui va advenir dans les heures qui vont suivre. Mon cœur bat la chamade, je transpire et je tremble. Nous arrivons aux portes en verre des urgences, on m'installe dans un fauteuil roulant, je n'arrive plus à marcher… Je ne passe pas par l'accueil, je suis directement amené dans un sas. On mesure les battements de mon cœur, ma tension artérielle, mon taux d'oxygène et autres constantes. On s'affole autour de moi, on me place sous oxygène, on m'enfonce une aiguille dans le bras, on installe des électrodes sur mon torse. Je vois sur un écran mes pulsations cardiaques, 150 battements par minute, ma tension artérielle est à 20.

On me met dans une grande salle, un panneau indique « *salle de déchocage* ». On vient prendre mon sang, beaucoup de sang. Des poches de liquide déversent dans mes veines deux produits, on me laisse un peu tranquille, je ferme les yeux, une larme coule sur ma joue. Je me sens mal, j'ai peur de mourir… Je n'ai pas envie de mourir, je suis bien trop jeune, j'ai envie de voir mes enfants grandir. Un médecin passe près de moi et avec délicatesse exprime : « *Il n'a pas l'air bien celui-là* » !

15h53 On m'emmène dans un dédale de couloirs pour un scanner et une échographie. Un médecin m'explique qu'il avait besoin d'investigations supplémentaires parce que mes analyses sanguines ne sont pas bonnes. Je lui ai demandé, du bout des lèvres, si c'était grave et je lui ai exprimé que j'avais très peur. Il m'a répondu qu'il ne pouvait pas se prononcer pour le moment mais qu'il ne fallait pas que je m'inquiète… Un professionnel me fait l'échographie, je sens que tout tourne, je me sens de plus en plus mal, je pense que je vais mourir là, maintenant. Je me réveille dans la salle de déchocage, je ne suis donc pas mort ; je suis presque heureux de me réveiller dans ce lieu que je détermine malgré tout comme hostile.

23h59 On m'installe dans une chambre du pavillon Charcot dans le service hépatologie de l'hôpital Avicenne. On me propose de manger, chose que j'accepte volontiers. Me voilà dans cette chambre ; un voisin dort sans se rendre compte de ma présence. Je ne sais pas ce qui va arriver durant ces prochaines heures. Peut-être que je vais sortir demain ?

Jeudi 26 septembre 2013.

Je viens de passer le mois de juillet dans le service d'hépatologie de l'hôpital Avicenne. Après quelques jours de pronostic vital engagé, j'ai pu récupérer un peu de force. Je suis arrivé ici avec une hépatite alcoolique, une œsophagite, une polynévrite des membres inférieurs et un taux d'anémie d'un vieillard de 80 ans. Les analyses ont également révélé une masse de 40 mm à la queue du pancréas, a priori sans gravité.

À la suite de ce séjour, j'ai été hospitalisé dans une clinique de soins de suite, ce que l'on appelle aussi postcure pendant cinq semaines. Cette hospitalisation m'a permis de travailler sur ce qui vient de m'arriver, j'ai également pu réfléchir sur l'abstinence. Effectivement, cela va faire trois mois que je n'ai rien consommé et, pour le moment, je n'en éprouve pas le besoin. J'ai pu rentrer chez moi et retrouver mes enfants début septembre et j'ai repris le travail une semaine après être sorti de la clinique.

10h40, Aubervilliers. Je suis dans la salle d'attente du CSAPA (centre de soins, d'accompagnement et de prévention en addictologie) d'Aubervilliers, j'ai rendez-vous avec le docteur N. que j'ai rencontré à l'hôpital Avicenne et qui m'a accompagné tout au long de ces deux mois qui viennent de s'écouler. Ce médecin addictologue, par son écoute bienveillante, a su me mettre en confiance. Cette rencontre a pour moi été vitale car elle m'a permis de comprendre que les soins ne se limiteraient pas à ces deux hospitalisations. Nous avons déterminé que je le verrais tous les quinze jours dans un premier temps et que, parallèlement, je suivrais une psychothérapie avec la psychologue du CSAPA. Cette psychothérapie doit débuter à partir du mois d'octobre à raison d'une séance hebdomadaire.

Je me sens moins nerveux, les crises d'angoisse se sont estompées même si je ressens, parfois, quelques soubresauts… Je ne pensais pas pouvoir arrêter l'alcool, cela me semblait impossible. Enfin, je crois que j'ai investi les soins qui m'ont été proposés et j'ai su en mesurer la nécessité. Je me remets, lentement, de 25 années de consommations, on ne peut pas réparer en trois mois ce que l'on a mis 25 ans à détruire. Je viens de traverser ces deux mois d'hospitalisation et je me sens renaître. J'ai la sensation que tout est nouveau, je découvre mon environnement d'un œil neuf. Je suis ravi d'avoir pu retrouver mes enfants pour la rentrée des classes ; leur joie et leur fougue me font du bien.

« *L'abstinence totale est plus facile que la parfaite modération* », selon Saint Augustin. Je n'en sais absolument rien, ce que je sais ne vaut que pour moi. Je ne rechercherai pas de consommations dites contrôlées ; je n'ai jamais consommé par plaisir, je cherchais simplement à me défoncer, à faire taire mes douleurs internes. De plus, je n'aime pas le goût de l'alcool, ni l'amertume de la cocaïne… Alors, je ne sais pas si j'arriverai à ne plus jamais consommer mais c'est réellement ce que je désire. Bien entendu, pour le moment, j'évite les situations à risques, comme les bars, les rayons alcool, les soirées et autres festivités où il y a de l'alcool, du cannabis ou autres substances.

Jeudi 26 décembre 2013.

Six mois sans produit qui modifie ma conscience, 262 800 minutes durant lesquelles j'ai beaucoup réfléchi sur moi. J'ai entamé un énorme travail d'introspection afin de mieux comprendre. J'ai commencé un travail de psychothérapie depuis début novembre. C'est assez déstabilisant, je sens bien que je retiens plein de choses. Je m'aperçois que je ne me connais pas hors substances, je me découvre chaque jour. Mes émotions n'ont plus le filtre de ces substances psychoactives, je dois faire avec elles autrement. Ce n'est pas toujours facile d'accueillir toutes ces émotions, parfois elles m'assaillent et je ne sais pas trop quoi en faire. Parfois, elles me font mal au ventre, elles viennent titiller des envies de consommations. Au fond, j'apprends car je ne sais pas faire autrement que de distiller mes émotions en me défonçant.

Cela n'a pas été simple non plus de reprendre une place à la maison, enfin là aussi, il s'agit de nouvelles configurations. Je m'aperçois que ma vie de couple ne me convient pas, je crois que cela est réciproque mais qu'on le dénie. Si on l'occulte, c'est aussi parce que l'on avait trouvé une forme de stabilité dans ce dérèglement. Je crois que l'on s'était, tous deux, accommodé de mon mode de fonctionnement. Mais, à présent, on se retrouve à devoir se réajuster et percevoir ce que l'on mettait sous le tapis par confort ou pour se rassurer. Aujourd'hui, j'ai le temps de réfléchir à tout cela, j'ai l'espace psychique disponible pour penser mon futur. J'ai, enfin, renoué avec la possibilité d'un futur, j'ai à nouveau des rêves d'avenir.

Est-ce que l'alcool me manque ? Oui, parfois. Ces désirs sont généralement liés à mes émotions. Lorsque celles-ci me submergent, mon cerveau me rappelle qu'il y a un remède à la gestion des émotions. Je sais bien, aujourd'hui, qu'il ne s'agit pas d'un remède mais d'une fuite. Je me rends également compte que l'on ne peut pas fuir ses émotions ; on peut les faire s'évanouir mais elles trouvent toujours des interstices pour revenir… Cette sensibilité émotionnelle me renvoie souvent à l'envie de consommer et c'est là-dessus qu'il faut que je travaille.

J'évite toujours les situations à risques, je me préserve des lieux de consommation. Je sais que je suis encore fragile, j'ai conscience que je suis, encore, psychiquement dépendant. Mon corps n'a plus besoin de produit mais mon cerveau en réclame encore. J'ai parfois des difficultés à le faire taire, ce cerveau qui me rappelle que j'ai abusé de substances pendant des années. Ce n'est pas simple d'arrêter de consommer après tant d'années. J'ai conscience que cela va demander du temps, certainement plus de temps que je l'imaginais. Malgré les difficultés, je me sens mieux dans ma vie, mieux dans mon corps et bien mieux dans mon âme. Je suis prêt à en chier un peu car je suis persuadé que je ne pourrai plus vivre comme je le faisais auparavant. Au-delà des risques physiques, il s'agit de qualité de vie, il s'agit de rêver à nouveau en couleurs.

Une personne est venue mettre des couleurs dans mes rêves d'avenir, je crois que ce renouveau m'a permis de l'envisager. Cette femme, que je connais depuis longtemps, a rallumé une flamme au creux de mon âme. Cette flamme est comme un moteur pour moi, elle me permet d'éclairer la route que j'ai prise.

Jeudi 27 mars 2014.

Je suis plié en deux sur le canapé, j'ai envie de consommer… Je sais que cela va passer mais ça me semble interminable. Je me sens submergé par l'ambivalence, craquer et, potentiellement, faire taire mes tensions ou résister et continuer ce chemin plus paisible.

Je suis en instance de divorce et je refais ma vie. Ce n'est pas simple de tout changer aussi rapidement mais je crois que cela était nécessaire. Nous ne pouvions continuer à vivre ainsi et même si nous ne le percevions pas auparavant, l'arrêt des produits a été comme un révélateur. Alors, effectivement, cela fait énormément de changement en neuf mois.

Ce processus de soins entamé me conduit à me poser beaucoup de questions sur mon enfance, ce que je suis, ce que je fais de ma vie, toutes ces questions existentielles. Je sais, aujourd'hui, que je ne suis pas devenu dépendant par hasard ou par opportunité, c'est bien plus complexe que cela. Je cherche à démêler les fils afin de ne pas trop m'emmêler, je tente de mieux me comprendre, de mieux appréhender mon fonctionnement. Les séances de psychothérapie m'aident à avancer, je m'aperçois que tout est lié. Mes rendez-vous avec le Dr N. sont aussi importants pour moi, il m'aide énormément sans, peut-être, le percevoir. J'ai conscience que j'ai encore besoin de soins, je sais que rien n'est réglé. J'ai traité le symptôme mais pas les causes.

« *Nous nous rencontrons maintes et maintes fois sous mille déguisements sur les chemins de la vie* », affirma Carl Gustav Jung. Est-ce que nous nous rencontrons ou est-ce que nous nous fuyons ? Est-ce possible de se rencontrer pour de vrai, sans déguisement, simplement comme l'on est réellement ? Je ne me connais pas, j'ai, parfois, la sensation de me découvrir un peu. Je ne m'aime pas trop, l'inconnu me fait peur et je suis un inconnu pour moi-même. De temps à autre, j'ai l'impression de naître à nouveau, tout ce que je vis est nouveau. Même les choses du quotidien me semblent nouvelles. Je m'aperçois que la prise de produits m'a fait vivre dans une dimension parallèle.

Neuf mois, c'est court et long à la fois. Cette notion de temps est difficile à appréhender car elle dépend, elle aussi, de mes émotions. Et puis, le temps… C'est vrai, qu'aujourd'hui je me retrouve avec une quantité de temps supplémentaire. Tout ce temps consacré à la consommation m'a été rendu. Il n'est pas aisé de l'apprivoiser cet espace rendu disponible, cela demande un peu de temps justement… Peut-on guérir de la dépendance ? Je sais qu'il s'agit d'une maladie mais, peut-on guérir réellement ?

Jeudi 26 juin 2014.

Demain c'est mon anniversaire ! Celui de ma renaissance ! Je suis à Amiens pour ce premier anniversaire. Je ne sais pas pourquoi nous avons choisi cette ville mais nous avions envie de la visiter. Emmanuelle m'aide à avancer dans cette nouvelle vie, elle sait trouver les mots et me pousse à trouver des stratégies pour poursuivre ce chemin foulé il y a bientôt un an. Chaque jour est un pas supplémentaire, chaque matin sans gueule de bois est une victoire. Je ne peux pas dire que je suis fier de moi mais je tire satisfaction de cette abstinence. Je commence à bien mieux dormir et je me sens bien mieux dans mon corps. Il y a un an j'étais en train de dépérir, de m'éteindre lentement ; aujourd'hui, je suis en vie, réellement en vie !

Les soins en addictologie demandent un grand investissement personnel, ils nécessitent de recruter autant d'énergie que j'ai pu en avoir pour me défoncer. Passer de me faire du mal à me faire du bien n'est pas forcément aisé pour moi. J'avais cette sensation de me faire du bien en me défonçant alors que je me faisais du mal et, aujourd'hui, j'ai du mal à me faire du bien.

J'ai pris des produits pendant 25 ans, un quart de siècle sans arrêts significatifs. Je me suis mis maintes fois en danger, j'ai mis à l'épreuve mon corps et mon cerveau. C'est la première fois, depuis mes 14 ans, que je reste aussi longtemps sans substance modifiant ma conscience. Lorsque j'évoque ça, cela me semble invraisemblable. Je crois que, pendant longtemps, je n'ai rien vu venir. Et, lorsque je m'en suis aperçu, c'était trop tard… Je n'étais peut-être pas prêt, tout simplement ?

Je me dis que ces années de défonce ont bien servi à quelque chose. Enfin, tout comportement s'appuie sur un besoin ? Alors, oui, les drogues m'ont permis d'apaiser des tensions internes mais, au-delà de ça, qu'avais-je à faire taire avec autant de détermination ? On prétend qu'il s'agit d'une solution avant d'être un problème, alors quels sont mes problèmes ? Toutes ces questions afin de comprendre, afin de savoir pourquoi ? Là aussi, je n'aurai pas de réponses immédiates ; peut-être même n'aurais-je que des réponses partielles ou erronées. Peu importe, toutes ces questions sont toutes aussi importantes que leurs réponses.

Jour après jour, j'avance, je grandis, je prends soin de moi, je respecte un peu plus mon corps et mon âme. Semaine après semaine, je découvre de nouvelles choses, je pose un autre regard sur ce qui m'entoure, je me projette dans quelque chose de plus doux. Un jour, tout cela sera derrière moi, je pourrai réellement passer à autre chose. Aujourd'hui, je ne sais pas exactement ce que je veux mais je sais, résolument, ce que je ne veux pas ! Je ne veux plus vivre comme un prisonnier, je veux être libre de choisir ma vie ! Demain, j'ai un an !

Jeudi 25 septembre 2014.

L'abstinence ! Cette notion qui consisterait à ne plus jamais consommer ? Mais pour quoi faire ? Même si je mesure entièrement les bienfaits liés à cette non-consommation, en suis-je pour autant réellement satisfait ? Il s'agit là d'une vraie question pour moi en ce moment. Que faire de tout ce temps libre ? Que faire avec mes émotions qui m'assaillent de tous côtés ? Que faire avec moi-même sans produits ? Cela fait un peu plus d'une année maintenant que je poursuis mes soins au CSAPA d'Aubervilliers. Comme un coureur de fond, j'avance, je réapprends à marcher, j'évite de trop regarder en arrière pour ne pas chuter. C'est difficile l'abstinence quand on a passé la majeure partie de sa vie à se défoncer ! Je ne m'imaginais pas que ça l'était autant. Enfin, je pensais que le plus dur était de s'arrêter de consommer ; mais, en fait, le plus compliqué est de continuer à maintenir l'abstinence. Alors, je ne prétends pas être dans une souffrance quotidienne, ni même de penser sans arrêt à consommer mais il s'agit, pour moi, d'apprivoiser mes émotions.

Aujourd'hui, plus aucune substance ne vient m'aider à gérer mes émotions, mes peurs et le manque d'estime que j'ai pour moi-même. Je dois me débrouiller seul ! Bien entendu, je ne me débrouille pas complètement seul, la femme avec laquelle je partage ma vie aujourd'hui m'aide énormément. Les professionnels du CSAPA également. Cela devient plus compliqué lorsque je me retrouve seul avec moi-même. Je ne supporte pas ma propre compagnie, cela me terrifie !

Alors, effectivement, comme un fondeur, je continue mon entraînement pour ce marathon que représente mon parcours de soin. J'ai bien conscience qu'il s'agit pour moi d'un travail de fond et que le temps est mon meilleur allié. Comme un sportif, je dois garder en tête mon objectif ; je dois continuer à progresser, à apprendre, à comprendre, à appréhender des stratégies.

Voltaire disait : « Le corps d'un athlète et l'âme d'un sage, voilà ce qu'il faut pour être heureux ». Aujourd'hui, je suis heureux, mes enfants sont en bonne santé et avancent dans leurs études respectives. Je vis avec une femme dont je suis amoureux et avec qui je partage plein de nouvelles choses magnifiques. Mais je sens qu'au fond de moi, c'est encore cassé... J'ai ce sentiment d'une catastrophe imminente qui viendrait tout anéantir, une insécurité qui me tétanise parfois.

Je crois que le bonheur est une notion abstraite, abstraite dans le sens où sa conception n'appartient qu'à nous. Ce qui pourrait être le bonheur pour mon voisin ne le sera pas nécessairement pour moi et inversement. Qu'est-ce que le bonheur au fond ? Dans la douceur de ce mois de septembre, je pense à tout ce chemin parcouru depuis le 27 juin 2013... Les larmes aux yeux, libéré de mes chaînes d'éthanol, je me sens soulagé d'un poids qui n'est pas mesurable par des unités.

J'écris sur la buée de la vitre de ma fenêtre : « Bonheur ! ».

Jeudi 25 décembre 2014.

C'est le jour de Noël et germe en moi l'idée de pouvoir faire quelque chose de mon expérience personnelle. Ceci est encore diffus mais je ressens ce besoin de ne pas laisser ces années de consommation sans qu'elles puissent être une source de partage, d'échanges et d'utilité. Je ne sais pas vraiment de quelle manière cela pourrait se faire mais j'y pense chaque jour un peu plus. Pas comme une mission divine ou autres facéties mystiques mais comme une évidence. J'ai d'ailleurs demandé un reclassement professionnel afin de changer d'activité et j'envisage, enfin j'espère, intégrer un service dans lequel l'on s'occupe des conduites addictives en milieu professionnel. Je lis énormément de livres sur l'addictologie, j'essaie d'en comprendre le fonctionnement, les mécanismes et les subtilités. Je consulte également beaucoup d'articles sur le sujet et je m'aperçois qu'il s'agit d'une science complexe aux multiples facettes.

Plus les semaines et les mois passent, mieux je me sens. Mes pensées s'éloignent des sentiments de besoin de me défoncer, mes émotions vivaces ne me renvoient plus systématiquement à une consommation. Je ne les gère pas vraiment, elles me débordent encore mais je n'ai plus recours à une substance pour les faire taire. Je fais avec mes propres ressources intrinsèques ; enfin j'essaie de faire avec… L'abstinence ne représente plus un véritable combat contre moi-même, elle commence, aujourd'hui à faire partie de moi. Ceci me permet de me sentir un peu plus léger, de libérer quelque peu mon esprit des luttes internes. Évidemment, il m'arrive encore de ressentir des envies ; mais c'est de moins en moins violent, de moins en moins long. Les tempêtes sont moins intenses, le soleil réapparaît plus rapidement…

Shakespeare disait : « *Tout nuage n'enfante pas une tempête* ». C'est exactement cela qui se passe en moi, les nuages émotionnels ne génèrent plus inévitablement une tempête. Et ceci ne change pas mal de choses !

Je ne sais pas précisément ce que je ferai dans un an ou deux, mais je souhaite continuer à cultiver mon bien-être. J'ai, aujourd'hui, ce désir de prendre soin de moi. La vie est belle ! Ce qui ne signifie pas que tout est beau ou que tout est léger mais je peux, aujourd'hui, construire ce bonheur qui me correspond. Je peux me projeter, rêver et créer mon avenir… Mon corps retrouve des sensations depuis longtemps oubliées dans les labyrinthes de la dépendance. Mon cerveau retrouve de sa souplesse et de sa vivacité. Et mon âme retrouve, quant à elle, ses fonctions vitales. Elle brille à nouveau !

L'ADDICTOLOGIE…

Jeudi 26 mars 2015.

J'ai commencé un nouveau job ! J'ai été recruté comme conseiller en addictologie au Service d'Accompagnement et de Médiation (SAM) de la DRH (direction des ressources humaines). Mes missions consistent en la formation et la sensibilisation des salariés de la mairie de Paris, ainsi qu'à l'accompagnement des agents qui rencontreraient des problèmes avec leurs consommations.

J'ai également décidé de m'inscrire pour tenter de passer un diplôme universitaire en addictologie afin de parfaire ma compréhension de ces troubles liés à un usage de substances. Je tiens à me former pour que mon expérience personnelle puisse être enrichie et complétée par un savoir scientifique. Je pense, effectivement, que mon vécu ne suffit pas à lui seul. J'ai la conviction que pour pouvoir accompagner mes pairs, je dois me perfectionner afin d'appréhender les mécanismes de l'addiction. Dans cette optique, je suis soutenu par Raphaël N., mon médecin. Celui-ci me conseille, me donne des contacts et m'encourage dans ma démarche. C'est ainsi que j'ai pu rencontrer Nicolas B., directeur du Respadd (Réseau de prévention des addictions). Nous avons immédiatement sympathisé, partageant les mêmes valeurs. Mes perspectives sont encore un peu floues, je ne sais pas trop où je vais ni même la légitimité que j'aurai en évoluant dans ce domaine.

Je me nourris de littérature sur l'addictologie, je lis, décortique, prends des notes. J'ai soif d'apprendre, de comprendre ; je retrouve des points communs avec ce que j'ai pu lire sur la psychologie. Je m'aperçois de la diversité des profils addicts, selon la personnalité, l'environnement et le produit consommé.

Je trouve cela passionnant car cela vient questionner l'être humain dans sa complexité, dans sa recherche d'apaisement de souffrances intrinsèques, dans sa recherche de plaisir. Je comprends que ce que j'ai vécu correspond à des critères définis par ce que je suis personnellement, par ce que j'ai vécu dans mon enfance, par ma sensibilité. Lorsque j'ai consommé pour la première fois, j'ai effectivement ressenti un soulagement, comme si une épine se retirait de mon âme. Je me suis senti bien, libéré d'un poids et j'ai immédiatement eu envie de renouveler cette expérience. Au-delà d'adhérer à un groupe, ce qui m'a le plus satisfait c'est ce sentiment d'évasion. Ce mal-être qui fuit, cette angoisse diffuse qui s'évapore ; j'avais trouvé mon médicament ! Bien entendu, j'étais loin d'imaginer que ces produits allaient me rendre prisonnier ; j'étais persuadé que je ne deviendrais jamais alcoolique et toxicomane.

« *Il n'est rien qui soit pour un homme plus infinie torture que ses propres pensées* », a écrit John Webster. Je crois que c'est surtout ce que l'on en fait de ses pensées, cela dépend également certainement de nos ressources. Je pense que l'être humain cherche, par tous les moyens, à maintenir un équilibre qui lui permette d'être heureux, ou pas trop malheureux…

Jeudi 25 juin 2015.

Bientôt deux ans ! Deux années sans produits, une petite éternité ! Je viens d'apprendre que ma candidature a été retenue pour passer le diplôme universitaire d'addictologie. Je suis très heureux de pouvoir suivre ces cours, pouvoir étudier cette science représente énormément pour moi.

Confucius disait : « *Celui qui aime à apprendre est bien près du savoir* ». Alors, je ne sais pas si je suis près du savoir, mais j'ai besoin d'apprendre, de comprendre, de rendre intelligible. Parfois, l'on me demande : « *Est-ce que c'est dur après deux ans ? Est-ce que tu as encore envie de consommer ?* » Oui, c'est encore compliqué parfois. De moins en moins, mais il m'arrive encore de ressentir ce besoin d'échapper à ma réalité. Plutôt que d'évoquer ma réalité, je dirais que je peux ressentir le désir de fuir mes émotions.

Il m'arrive, parfois, de penser à ces moments de défonce intense. Ces instants hors du temps, hors de l'espace, hors de moi-même. Alors, revient à ma mémoire cette détresse que je ressentais au plus profond de mon être. Ressurgissent la culpabilité, la honte, mon incapacité de tout contrôle sur moi-même ! Et cela, je ne veux plus jamais le revivre.

Depuis quelques semaines, je reçois des agents qui se retrouvent en difficultés avec leurs consommations. Il s'agit, pour moi, de les orienter vers les structures les plus adaptées à leur problématique. Pour ce faire, je me suis créé un réseau d'organismes spécialisés en addictologie afin d'être le plus pertinent possible. Ainsi, cela me permet de diriger la personne vers la cellule qui pourra répondre le plus justement à son trouble. La prise en charge est essentielle, elle doit permettre d'initier des soins ou, du moins, l'intention de prendre soin de soi.
Quant à moi, j'essaie d'accompagner les agents afin qu'ils puissent se prémunir d'éventuels problèmes dans leur activité professionnelle. Le maintien à l'emploi est, pour certains agents, clairement remis en cause. Les absences injustifiées, les manquements professionnels, les états d'ébriété sur le lieu de travail sont autant d'éléments qui mettent en péril l'emploi. Alors, avec les responsables et les agents, on essaie de travailler cette question de maintien à l'emploi. L'on tente de trouver des solutions pour que l'agent puisse être pris en charge médicalement et ne plus se mettre en difficulté dans son travail.

Bientôt deux ans ! Deux ans que je suis libéré des substances qui avaient pris le pouvoir sur moi. Deux ans que je réapprends, que je me découvre, que je revis !

Jeudi 24 septembre 2015.

J'ai débuté les cours à la faculté de médecine de Paris Sud, quelle joie et quel privilège pour moi que de pouvoir me retrouver ici ! Le programme est dense mais cela ne me pose aucun problème, bien au contraire, j'ai cette soif d'apprendre. Ce désir de comprendre les mécanismes de l'addiction. Et même si j'ai déjà énormément lu sur le sujet, je sais que j'ai encore tout à apprendre.

Aujourd'hui, pour ce qui est de mes soins, je vois toujours ma psychologue une fois par semaine depuis maintenant presque deux ans. Je vois le médecin addictologue tous les trois mois. Ce travail sur moi-même a été – et reste – essentiel. Je m'aperçois que les soins en addictologie relèvent, souvent, d'une prise en charge pluridisciplinaire. Ma psychologue m'a annoncé qu'elle quittait le CSAPA au mois de novembre ; sur le coup, j'ai ressenti comme un abandon. En y réfléchissant, ce sentiment est complètement disproportionné, évidemment, mais c'est bien cela qui a surgi à cette annonce. Je ne pense pas que je poursuivrai une psychothérapie avec un autre professionnel dans l'immédiat.

Saint-Exupéry écrivait : « *Ce qui donne un sens à la vie donne un sens à la mort* ». Je me disais que c'est le non-sens de ma mort programmée il y a deux ans qui a donné un sens à ma vie aujourd'hui. J'ai tant cherché à jouer avec elle, qu'elle s'est jouée de moi ! Ce soir, je suis heureux, d'être en vie, heureux d'être libre !

Je continue à accompagner les agents de la ville, j'aime ce contact humain entre deux êtres qui ont vécu la même chose. Même si nos histoires sont distinctes, nous nous retrouvons sur un terrain commun, celui de l'addiction. Je comprends leurs souffrances car elles ont été miennes. Ce qu'ils ressentent, je l'ai ressenti au plus profond de mon être. Bien entendu, cela ne résout rien ; ce levier me permet seulement une écoute différente. L'essentiel du travail est fait par la personne concernée avec le soutien de l'ensemble des professionnels en addictologie. Aujourd'hui, je ne prétends pas être l'un de ces professionnels ; j'essaie simplement d'orienter, au mieux, les agents que je rencontre.

Le champ de l'addictologie est complexe, aussi complexe qu'il y a d'individus. Alors, bien sûr, il y a une base, des protocoles de soins, des accompagnements spécifiques mais il y a tant de leviers possibles. On parle d'accompagnement médico-psycho-social car nous sommes face à des pathologies qui nécessitent très souvent l'intervention de ces trois champs. Alors, je continue à apprendre, je lis, je rencontre d'autres professionnels, je me rends à des conférences. Cette science est tellement complexe, comme toutes les disciplines : elle évolue, elle bouge, les paradigmes changent pour d'autres paradigmes qui ne le seront plus demain. C'est tout cela qui me passionne dans l'addictologie ! Je trouve que c'est, avant tout, une formidable rencontre avec l'humanité. Car, je le pense sincèrement, il s'agit avant tout d'une histoire de liens. Ces liens humains qui permettent de redonner confiance…

Jeudi 26 décembre 2015.

L'année s'achève dans une douceur intérieure que j'ai rarement côtoyée. Je me sens plus serein, je crois que je donne un sens à ce nouveau moi. Je pourrais même utiliser « *des sens* » car, sans m'éparpiller, je trouve un sens sur le plan de ma santé physique et mentale, dans le domaine familial et social, dans mon rapport avec moi-même… L'abstinence et les soins qui y sont associés me permettent cette évolution. Je continue à grandir, à construire, à créer ma nouvelle vie. Les cours à l'université et les rencontres de professionnels m'apportent de nouvelles connaissances qui viennent enrichir l'accompagnement auprès des agents que je reçois en individuel. J'ai, aujourd'hui, plus d'assurance auprès des personnes qui souffrent des mêmes maux que moi. J'évolue dans un domaine qui me passionne et ça aussi c'est complètement nouveau !

« *Choisis un travail que tu aimes, et tu n'auras plus à travailler un seul jour de ta vie* », aurait affirmé Confucius. Bien entendu, ce n'est pas tous les jours faciles d'être à l'écoute de personnes qui vont mal. Parfois, certains récits de vie me renvoient, inexorablement, à ma propre histoire. Mais, j'aime ce que je fais et cela a également du sens pour moi. Nous parlons le même langage, qu'il soit verbalisé ou non. Ce vécu commun tisse un lien que nous n'avons pas besoin de construire, il se crée comme une évidence. Bien sûr que d'autres liens sont nécessaires, mais ce premier est instantané, naturel, et permet d'être utilisé comme un levier.

Mon cerveau fonctionne toujours à mille à l'heure, mais dans quelque chose de plus structuré. Même si c'est encore parfois un peu l'anarchie là-haut, je me sens moins envahi par mes pensées vagabondes. Mon corps, quant à lui, me remercie de cet apaisement, comme il souffre moins, il me communique ce mieux-être. Mon âme est, elle aussi, profondément soulagée. On parle parfois de « *corps, cœur et âme* », ces trois entités retrouvent une légèreté jamais connue. Avec le recul, je considère ces années de consommation comme quelque chose qui m'a gâché la vie mais, paradoxalement, qui m'a beaucoup appris. Effectivement, ce n'est pas simple d'être dépendant. Certains prétendent que c'est la facilité, que le refuge dans les produits est réservé aux faibles… Dans la réalité, il en va tout autrement, c'est un job à plein temps que d'être dépendant. C'est tout sauf facile ! Et lorsque cela devient réellement très difficile, eh bien, c'est trop tard.

Nous sommes le 26 décembre 2015, je vais avoir 42 ans dans quelques jours et je me sens bien mieux qu'il y a 5 ans ou même 10 ! J'évoque souvent cette notion de grandir, mais effectivement, j'ai véritablement cette sensation de renaissance. Comme si tout avait une tonalité différente, comme si je découvrais tout autrement, différemment. Ce soir, une étoile brille dans le ciel parisien, je n'en vois qu'une, toute petite mais très lumineuse. Peut-être n'existe-t-elle-même pas, peut-être est-elle déjà morte ? En tout cas, elle illumine mes yeux qui la contemplent d'un regard neuf. Et je la salue cette étoile, je crois qu'elle est présente depuis le 27 juin 2013…

Jeudi 24 mars 2016.

J'étudie beaucoup, j'ai soif de connaissances, je décortique avec minutie la littérature sur l'addictologie. Je commence à préparer mon mémoire que je devrais remettre au mois de juin. J'ai décidé d'aborder un thème que je connais un peu du fait de ma pratique clinique, les conduites addictives en milieu professionnel.

Parfois, je me dis que c'est extraordinaire ce que je pratique ! Aujourd'hui, j'accompagne des personnes qui vivent ce que j'ai connu pendant des années. Souvent, je trouve qu'ils ont plus de courage que j'ai pu en avoir. Je n'ai jamais pu aborder mes problèmes de consommation avant que mon corps me dise « Stop ! ». Ce n'est pas simple de parler d'addiction, il existe encore beaucoup de représentations négatives sur ce sujet. Selon les produits ou comportements utilisés, selon le milieu social, selon le genre. Tous ces paramètres entrent dans les fantasmes collectifs qui, parfois, jugent, estiment, décident de ce qui est bien ou mal… Et puis il y a nos propres représentations de malades, si j'en parle au médecin, il va penser ceci ou cela, si je l'aborde avec mes amis, ils vont me juger, si j'en discute avec ma famille, ils ne vont plus m'aimer…

Je me considère un peu comme une passerelle entre le travail et les soins, un passeur de prise de conscience. Je ne considère pas mon parcours de soins comme quelque chose de miraculeux ni qui pourrait correspondre à tout le monde. Il y a mille autres manières d'envisager l'accompagnement. Les personnes que je rencontre ne sont pas toujours prêtes à entamer une démarche de soins. Alors, j'essaie de les accompagner dans une diminution des risques liés à leurs consommations et de les aider à poursuivre leur prise de conscience de leur problématique.

Pour ce qui est de mes propres soins, aujourd'hui, je ne vois plus le médecin qu'une fois par trimestre. Je sais que si j'en ai besoin, il sera là pour me recevoir et j'admets que cela me rassure. Je me sens suffisamment éloigné de la consommation, je n'ai plus d'envies ou très brièvement sans que je m'y accroche plus de quelques secondes. Je prends soin de moi, j'essaie d'être plus doux avec moi-même et cela est plutôt agréable. Je suis moins esclave de mes émotions, j'en fais mes alliées, et j'avoue qu'elles sont de très bonnes compagnes lorsque l'on décide de les accueillir !

Le jour se lève sur la capitale, j'ai des rêves plein la tête, des rêves tout en couleurs… Je remercie cette lumière qui entre dans la chambre et qui vient me rappeler qu'aujourd'hui, je suis en vie. Ma vie est bien plus douce, elle n'est pas lisse mais elle est imprégnée de conscience. Je la contemple sans filtre en prenant conscience du bon comme du moins bon. Je ne peux décider de tout ce qui se passe dans mon existence, je n'ai pas la main sur tout. Cela, je commence à l'accepter. Changer ce que je peux et accepter, accueillir ce que je ne peux pas changer…

Jeudi 23 juin 2016.

Ce matin, j'ai eu rendez-vous avec le docteur Raphaël N. J'ai abordé avec lui les bienfaits que la méditation en pleine conscience avait eus sur moi. Effectivement, la méditation régulière m'a permis de mieux gérer mes émotions. Alors, oui, je suis encore parfois complètement submergé par elles mais de manière bien moins intense. J'ai été initié à cette pratique dans un temple de moines du bois de Vincennes et ceci a changé mon regard sur mon corps, mes émotions, mes pensées… Dans la discussion, je lui ai suggéré que ce serait intéressant pour les patients du CSAPA de pouvoir avoir accès à cette pratique. Ce à quoi il m'a répondu spontanément : « *Chiche, tu animes un atelier de méditation ?* ». Il faut organiser cela, mais j'admets que ça me tente de pouvoir proposer la méditation pleine conscience aux patients.

J'ai renvoyé mon mémoire et j'ai passé le contrôle des connaissances pour le diplôme universitaire d'addictologue. J'ai la sensation d'avoir plutôt réussi ce contrôle et je suis satisfait du travail fourni pour le mémoire ; reste à attendre les résultats pour savoir si j'aurai ce diplôme. C'est important pour moi, il s'agit là de la première épreuve pour laquelle je suis complètement engagé. Je croise, fébrilement, les doigts… Les connaissances acquises durant cette année scolaire me permettent un accompagnement plus fin des agents que je reçois. Effectivement, aujourd'hui, je leur explique les mécanismes de leur propre fonctionnement avec les produits. Au-delà de notre expérience commune, j'utilise également ce savoir scientifique pour étayer mes accompagnements. Ainsi, la personne arrive à mieux se comprendre elle-même, elle intègre la dimension médicale et psychologique à sa problématique addictive.

Dans quelques jours, je vais fêter mes trois ans d'abstinence. Cette date du 27 juin est très importante pour moi. Je me suis dit hier qu'elle était même plus importante à mes yeux que ma date de naissance. C'est vrai que j'ai toujours cette sensation d'une renaissance, je découvre, chaque jour, de nouvelles choses avec un autre regard, une autre sensibilité. Je m'installe dans une abstinence que je nommerais de stable, je m'y sens bien, j'en suis même un peu fier. En réfléchissant un peu à tout cela, je m'aperçois que je n'ai plus aucune pensée parasite à ce sujet depuis environ six mois. Ceci ne signifie pas que j'ai été en lutte pendant deux ans et demi, mais j'ai quand même eu des périodes durant lesquelles cela a pu être un peu compliqué. Au fil du temps, cela a été moins fréquent, moins intense, plus aisé à gérer. Maintenir cette abstinence m'a parfois demandé de me replonger au cœur des conséquences de mes consommations pour que je puisse me dire : « *Plus jamais je ne veux vivre cela !* »

Jeudi 22 septembre 2016.

Nous avons commencé les ateliers de méditation pleine conscience au CSAPA d'Aubervilliers. Une nouvelle psychologue, Cécile P., est arrivée récemment et nous allons travailler ensemble. Elle désirait proposer un groupe de parole, nous avons donc décidé de jumeler les deux propositions. L'aspect introspectif de la méditation et le travail d'expression du groupe de parole nous ont semblé un combo intéressant. Les patients qui le veulent peuvent venir pour découvrir, sans aucune obligation d'une adhésion quelconque. Les deux premiers groupes nous ont permis de nous ajuster, d'observer et de questionner les patients sur leurs impressions. La majorité d'entre eux a été satisfaite et enthousiaste de cette nouvelle proposition dans leur accompagnement.

J'ai obtenu mon diplôme ! J'en ai pleuré de joie lorsque j'ai reçu le mail de confirmation. J'ai ressenti une immense fierté à cette annonce, cela représente énormément pour moi. Et même si cela n'est pas vraiment le cas, j'ai la sensation que ce diplôme m'apporte une certaine légitimité dans ma pratique de l'addictologie.

Depuis quelques mois, je ressens le besoin de pratiquer du sport et, depuis très longtemps, j'avais envie de faire de la boxe. Je me suis donc inscrit dans un camp d'entraînement de Muay Thaï, cette salle fonctionne de 9h à 23h et les professeurs se succèdent tout au long de la journée. Je m'y rends donc quatre à cinq fois par semaine et cela me fait beaucoup de bien. Je redécouvre un corps que je ne connaissais plus. Cette pratique sportive et la méditation m'apportent un certain équilibre. Je ne pensais absolument pas oser m'inscrire dans une salle de boxe à mon âge. Ceci par pure bêtise : j'avais honte de franchir le seuil... Aujourd'hui, je suis ravi d'avoir surmonté cette appréhension. Tout cela est rendu possible par le fait que j'aille mieux dans mon corps et dans ma tête. Depuis maintenant plus de trois ans, j'essaie de prendre soin de moi. Bien entendu, les professionnels m'y ont beaucoup aidé mais ceci n'aurait jamais été suffisant sans mon investissement actif dans ce processus de soins. Et, aujourd'hui, je continue à me soigner par tout ce que j'entreprends, tout ce que je mets en place. Je suis, peut-être pour la première fois, acteur de ma vie ! J'ai passé 25 ans dans un entre-deux, sans trop réfléchir à ce que je désirais vraiment pour moi. Tout est nouveau et j'adore cette nouvelle réalité. Auparavant, je vivais une réalité travestie par les consommations, parfois enjolivée, parfois chaotique... C'est cela l'addiction aussi, prendre une substance pour apaiser ses tensions internes mais qui génère d'autres conséquences tout aussi, ou plus, dommageables.

« *Je suis en train d'écrire ma plus belle histoire, je peux réaliser mes rêves et envies.* ». Je ne sais plus à qui appartient cette citation mais elle correspond pleinement à ce que je réalise en ce moment. Je m'aperçois que mes rêves ne sont pas inaccessibles, je constate que mes envies reflètent ce que je suis. Aujourd'hui, je veux être, je ne désire plus paraître. Je voudrais correspondre à la réelle version de moi-même tout simplement. Moi, avec mes qualités et mes défauts, moi, avec ma sensibilité exacerbée. Tout simplement moi ! Pour cela, il faut que je continue à m'apprivoiser, et à m'aimer...

Jeudi 22 décembre 2016.

J'ai suivi une formation à l'entretien motivationnel le mois dernier. Cette technique d'entretien est un style de communication collaborative, orientée vers un but, et qui accorde un intérêt particulier au langage du changement. Il se donne pour objectif de renforcer la motivation et l'engagement au changement de la personne pour atteindre un but spécifique en explorant ses propres raisons, ceci dans un climat d'acceptation et de compassion. Cette formation a été, pour moi, un véritable outil supplémentaire pour l'accompagnement des personnes. Cette technique d'entretien me permet d'initier la motivation au changement et ceci révolutionne mon travail.

« *Le futur appartient à ceux qui voient les possibilités avant qu'elles ne deviennent évidentes* », affirma Théodore Levitt. J'acquiers de plus en plus d'outils qui me permettent d'affiner ma clinique de l'accompagnement des agents qui rencontrent des difficultés liées à un trouble de l'usage d'une substance psychoactive. Il peut aussi s'agir, parfois, d'addictions comportementales, telles que le jeu, le sexe… J'ai développé un réseau important de structures vers lesquelles je peux orienter les personnes dans les meilleures conditions possibles. J'ai encore beaucoup de mal à me définir comme légitime dans mon travail aujourd'hui, comme si j'étais un usurpateur. Cela peut paraître bête mais j'ai cette sensation de ne pas mériter mon emploi. J'ai cette impression que cela ne nécessite pas suffisamment de peine de ma part. J'ai conscience que ceci est complètement erroné et qu'il m'a fallu pas mal d'efforts afin d'en arriver où j'en suis, mais que voulez-vous…

Trois ans et demi sans consommation ! À ce jour, je me sens suffisamment à distance des produits pour ne pas me sentir en vigilance permanente. Certaines personnes me disent qu'en fait, avec mon travail, je ne suis jamais vraiment sorti des produits. Alors c'est vrai, je n'ai jamais autant parlé de la toxicomanie, mais mon rapport avec les substances n'a plus rien à voir. Je ne diabolise pas les consommations, ni même ne prône l'abstinence comme un saint Graal ; j'essaie, humblement, d'accompagner les personnes vers quelque chose qui leur permettrait de se sentir mieux dans leur quotidien, de prendre moins de risques et de tenter de comprendre à quoi répondent leurs consommations.

Je me sens bien mieux aujourd'hui qu'il y a quatre ans. Mon corps reprend ses droits, mon cerveau respire un peu et mon âme est moins torturée. J'ai encore souvenir de ces gueules de bois, de ces black-out terribles. Je ne désire, pour rien au monde, revivre ce que j'ai pu endurer. Cette souffrance silencieuse, cette honte, cette culpabilité accablante. Je n'osais pas me regarder dans le miroir, l'image renvoyée reflétait une réalité que je refusais de voir. Je m'aperçois que mes troubles liés aux consommations prenaient toute la place dans ma vie. Jour et nuit, j'étais embarqué dans un monde que je ne percevais qu'artificiellement. Lorsque l'on consomme, on s'imagine qu'il est impossible de vivre sans ; qu'il est inenvisageable de faire la fête sans consommer. Je puis vous assurer que c'est possible et, qu'au-delà de cette perspective, on peut être heureux après avoir été consommateur chronique. Très heureux même !

Jeudi 23 mars 2017.

Aujourd'hui, je suis intervenu dans un lycée professionnel. L'idée initiale était de recevoir les étudiants consommateurs de cannabis. J'ai donc reçu les élèves en repérages précoces et interventions brèves et en entretiens motivationnels. Cela consiste à travailler à partir d'un autotest sur la consommation de cannabis et, selon les résultats, je délivre un message de prévention. Ces messages sont adaptés suivant les troubles liés à l'usage de la substance. J'interviens dans ce lycée encore deux fois avant la fin de l'année scolaire. Un lien de confiance s'est rapidement noué avec la majorité des élèves que j'ai rencontrés. Il s'agit là, pour moi, d'une pratique intéressante que je découvre.

J'ajoute, au fur et à mesure, des savoir-faire nouveaux à ma pratique de l'accompagnement en addictologie. Je suis également intervenu pour une mutuelle dans le cadre d'une formation sur les conduites addictives en milieux professionnels. Je suis habitué à ce type de formations puisque je le pratique régulièrement dans le cadre de mes missions à la mairie de Paris. L'objectif de cette formation était de réussir à ouvrir le dialogue sur ce sujet qui est, très souvent, encore tabou. Le fait que j'annonce que j'ai moi-même eu un problème avec ma consommation de produits psychotropes change la donne. Effectivement, les participants, je l'ai maintes fois remarqué, sont tout à coup bien plus attentifs. Certains osent me poser des questions sur mon parcours personnel, je n'ai aucun problème à répondre à toutes les interrogations.

Mon parcours me sert lors de toutes ces interventions et également lors des accompagnements auprès des agents qui viennent vers mon service. J'ai, au fil des entretiens et interventions, acquis plus d'assurance. Les personnes que j'accompagne m'apprennent énormément. Souvent je leur dis : « *Aidez-moi à vous aider, faisons ensemble* ». Mes connaissances en addictologie sont essentielles pour moi aujourd'hui, elles me permettent une meilleure prise en charge. Je me sens utile dans ma pratique professionnelle. Je m'épanouis dans ce domaine de l'addictologie et ce travail me permet de découvrir que c'est le contact humain que j'ai toujours aimé. Ces relations entre les personnes, ces échanges, ces partages d'émotions, ces élans et mouvements de vie.

Lorsque l'on a été dépendant pendant des années et que cette prison n'est plus, on se sent allégé d'un poids considérable. Retrouver cette liberté d'être modifie notre quotidien de manière phénoménale ! Bien entendu, il faut s'habituer à ce nouveau schéma de vie. Les automatismes n'existent plus, les réponses aux stress ne sont plus les mêmes. Parfois, il s'agit de trouver des stratégies intrinsèques, développer de nouvelles ressources que l'on ignorait.

Je peux le dire aujourd'hui, j'ai vécu l'enfer de l'addiction. Lorsque le corps et le cerveau répondent, avant tout, à un besoin de consommation. Les jours se succèdent avec cette sensation de marcher à côté de sa vie, d'en être un spectateur chimiquement orchestré. « *Il n'est point de bonheur sans liberté, ni de liberté sans courage* », déclara Périclès. Il s'agit là, pour moi, d'une jolie définition du bonheur. Acquérir, trouver ou retrouver sa liberté est une voie vers ce sentiment. Ces deux mots, liberté et bonheur, sont tellement chargés d'émotions qu'ils me font frémir lorsque je les prononce ou que je les écris...

Jeudi 22 juin 2017.

Dans quelques jours, je fêterai mes quatre ans d'abstinence ! C'est court et long à la fois. Tellement de choses se sont passées. Ai-je vraiment changé ? Oui et non. Je suis, aujourd'hui, la version consciente de moi-même. Cela signifie que tout ce que je vis, je le reçois réellement, sans un filtre qui travestit ma réalité. Alors, effectivement, c'est parfois moins simple mais tellement plus vrai ! Chaque instant est un moment d'existence important. J'ai trop longtemps vécu dans une sorte d'intemporalité, un néant d'éthanol... Lorsque je regarde dans le rétroviseur, j'ai parfois le vertige. Je me demande encore comment j'ai pu m'infliger cela, comment est-ce possible de se faire mal à ce point ! Car oui, il s'agit bien de douleurs physiques et morales. Alors, effectivement, toutes les conséquences ne sont pas arrivées instantanément, c'est bien plus insidieux que cela. Je me revois, la tête au-dessus des toilettes en train de vomir ce verre que je consommais au réveil. Avais-je le choix ? Non ! J'avais perdu la liberté de choisir, j'étais devenu l'esclave d'un produit qui, à un moment, m'a soulagé de tous mes maux. Un médicament miracle qui est devenu poison, qui est devenu prison, ma prison.

« *C'est par leur murmure que les étangs mettent les fleuves en prison* », Jacques Brel. C'est un peu cela la dépendance, c'est quelque chose qui se joue en silence, qui érode lentement. On commence par se dire que c'est cela la liberté, puis que ce n'est pas si grave, que l'on contrôle, puis on ne se dit plus rien. On subit… On meurt de l'intérieur doucement, dans un murmure de vie. Mais, aujourd'hui, la vie bouillonne en moi ! Je me sens renaître chaque jour ! Il y a un écart considérable entre mes perceptions à ce jour et celles que je ressentais il y a 4 ou 10 ans… Je ne prétends pas que c'est plus simple, mais c'est plus doux. Une douceur apportée par la conscience entière des évènements, des sensations, des émotions. C'est bien cette pleine conscience qui me fait me sentir vivant, complètement vivant. Et je transmets aux personnes que j'accompagne cette étincelle de vie, cette énergie vitale, cet espoir d'être… Je ne me considère pas comme un sauveur ou autre messie que je ne saurais être mais, peut-être, simplement comme une passerelle, un champ des possibles. Comme un tuteur de résilience…

La vie est belle parce qu'elle est unique, comme chacun d'entre nous l'est. On s'échine parfois à vouloir changer ce qui ne peut l'être, ce qui ne nous appartient pas, au détriment de changer ce que nous pouvons. Nous nous emmêlons alors l'existence… L'évasion par les produits m'a longtemps permis de ne pas me poser ce genre de question, persuadé que ma vie était satisfaisante ainsi. Persuadé également qu'au fond je n'y pouvais pas grand-chose… Assommé par la défonce, cela glissait, mes désirs n'étaient plus que liés à ces moments hors de moi-même. Le temps filait le long de mes ivresses, de mes montées de cocaïne, de la fumée de mes joints ; il se barrait, le temps, sans que je puisse le suivre.

Il me reste de ces années de consommation une expérience, un savoir expérientiel, qui aurait pu, certes, m'être fatal, mais je suis en vie, réellement en vie ! Et, aujourd'hui, je l'utilise ce savoir. Je le partage avec d'autres pour que nous apprenions ensemble.

PATIENT-EXPERT

Jeudi 28 septembre 2017.

Je débute une formation de patient expert en addictologie ! Celle-ci est proposée par l'APHP (Assistance Publique – Hôpitaux de Paris) et l'APEA, une association de patients-experts. Il s'agit de la première promotion de cette formation et je suis très heureux de pouvoir en faire partie.

Le patient expert désigne celui qui, atteint d'une maladie chronique, a développé au fil du temps une connaissance fine de sa maladie et a appris à vivre avec. On parle de savoir expérientiel. Ce concept n'est pas encore développé en addictologie mais on trouve des patients-experts dans le champ de la maladie mentale, en cancérologie, diabétologie… Cette formation est composée de trois modules de deux jours, entre septembre et juin, entrecoupés de journées de stages. Elle devrait me permettre d'acquérir les outils nécessaires afin d'utiliser ce savoir expérientiel auprès des personnes souffrant de la même maladie que moi. Je continue à apprendre, persuadé que mon expérience alimentée par cet apprentissage sera, de plus en plus, utile pour l'accompagnement des personnes qui souffrent d'addiction. Pouvoir comprendre les mécanismes de l'addiction me permet de l'expliquer, de manière pédagogique ; cela me permet également d'avoir un autre regard que ce que j'ai vécu moi-même.

« *L'idée de l'expérience ne remplace nullement l'expérience* », affirma Alain. Cette citation du philosophe me fait songer qu'effectivement, rien ne remplace ce que l'on a pu vivre dans sa chair, dans son cerveau et dans son âme. Cela peut, éventuellement, s'expliquer mais les mots utilisés ne retranscriront jamais ce vécu expérientiel.

Aujourd'hui, j'accompagne une vingtaine de personnes qui rencontrent un problème avec une ou plusieurs addictions. L'addictologie, c'est un peu de la haute couture, du sur-mesure ; on place une pièce de tissus là, un bouton ici, on choisit une couleur, une forme. Chaque personne, selon sa problématique, aura des besoins différents. Et, alors, les propositions d'accompagnement et les orientations se déclineront selon ces spécificités. Je suis passionné par ce que je fais auprès des personnes que j'accompagne. Chaque jour, j'apprends d'eux, je comprends un peu mieux les rouages de l'addiction. Mon expérience, couplée à la leur, me permet d'affiner cette clinique extraordinaire qu'est l'addictologie. Bien entendu, la littérature dans ce domaine s'enrichit et est source, pour moi, d'éléments essentiels de compréhension. Mais, cette science représente, à mon sens, une discipline qui doit rester profondément humaine.

Expérience et savoir se combinent pour créer l'expertise. C'est ainsi que j'imagine ce concept de patient expert. C'est ainsi que j'ai envie de travailler, sans affirmation de notions que j'aurais lues dans des livres ou manuels. Mais en écoutant l'autre, en l'écoutant pour de vrai, sans jugement, sans me positionner en sachant. Car, en réalité, le seul qui sait vraiment, c'est l'individu qui vit la situation. Et, l'emmener à libérer sa parole pour se dire, s'expliquer, s'entendre lui-même est un exercice qui permet une meilleure adhésion aux propositions thérapeutiques. Il s'agit là d'une relation entre deux êtres humains qui se respectent suffisamment pour s'entendre, se comprendre et travailler ensemble. L'accompagnement en addictologie revêt, pour moi, cette dimension profondément humaine ; au sens le plus noble de ce terme.

Jeudi 28 décembre 2017.

Une année s'achève. Pleine de nouveautés, pleine de projets, pleine de vie ! Ce long parcours de soins me permet de vivre tout cela. Je récolte les fruits et bénéfices de tout ce travail entrepris avec les soignants. Au-delà de la probabilité d'une mort prématurée qui s'éloigne, s'ouvrent devant moi des champs fleuris de possibles. Je suis convaincu que tout cela n'aurait pas été envisageable sans cet engagement dans les soins. Je peux, sincèrement, dire que je suis fier. Fier de moi, fier de nous !

Je m'éclate dans mon travail, je m'y épanouis et j'espère, humblement, que j'apporte quelque chose aux personnes que j'accompagne. On vient, d'ailleurs, de me proposer le poste de coordinateur du pôle addictologie du service ! Ceci est réellement un honneur pour moi. J'ai été étonné et gêné lorsque le directeur m'a fait cette proposition. Je ne me sentais pas vraiment légitime à occuper ce rôle, au même titre que je ne me sentais pas légitime de travailler en addictologie lorsque j'ai commencé. La formation de patient expert m'apporte également beaucoup. Même si j'ai acquis une bonne connaissance scientifique des mécanismes de l'addiction, cette formation me permet de réfléchir en qualité de pair, et c'est complètement nouveau. Je m'aperçois que mon approche est déjà devenue différente. J'utilise mon expérience en prenant conscience qu'il s'agit également d'un savoir qui peut se partager. Un savoir expérientiel qui peut, éventuellement, être utile à un moment donné selon ce que vit la personne que j'accompagne. Le savoir académique ne remplace pas, en effet, le savoir de l'expérience, comme celle-ci ne remplace pas le savoir académique. Ces savoirs sont complémentaires, utiles l'un à l'autre, indissociables l'un de l'autre. Je m'aperçois, de plus en plus, que l'addictologie est une science humaine qui emprunte de multiples représentations. Ces représentations déshumanisent parfois les personnes qui rencontrent des difficultés avec leurs consommations et/ou comportements. Je pense que le patient expert replace l'humain au centre. Et ceci, autant dans le sens soignants/soignés que soignés/soignants. Je ne prétends pas là que les uns et les autres se voient comme des bêtes mais qu'ils ne se comprennent pas toujours, qu'ils craignent parfois le jugement de l'autre. Le patient expert comme miroir pour le patient et comme reflet pour les professionnels en addictologie. Il s'agit là bien entendu de métaphores, mais l'image me plaît bien.

Est-ce que travailler, chaque jour, auprès de personnes souffrant d'addictions me donne des envies, me met mal à l'aise ? L'on me pose régulièrement cette question. Absolument pas ! Enfin, au début de ma pratique, ce qui pouvait me mettre en inconfort était la souffrance de l'autre, mais cette souffrance ne m'appartient pas. J'accompagne avec bienveillance et une distance thérapeutique suffisante pour ne pas être embarqué dans ce que vit la personne. Ceci n'est pas forcément facile au départ mais cela s'apprend, cela s'affine, cela se travaille. Au fond, comme pour n'importe quel autre professionnel… Faire de ma maladie mon métier ne s'est pas décidé ; je crois que c'est venu comme ça. Comme une évidence ! Peut-être un moyen de transformer quelque chose qui représente, pour moi, du négatif, en quelque chose de positif. Peut-être pour que tous ces moments oubliés lors de mes black-out ne restent pas, simplement, des instants de rien, de néant…

Jeudi 29 mars 2018.

Je peaufine une identité professionnelle, celle de patient expert. Alors, je l'accorde, il n'est pas évident de créer une identité professionnelle d'un métier qui n'en est pas un ou pas encore un. Mais je me dis que chaque métier, avant de l'être, n'en était pas un ! En tout cas, réunir ce que j'ai appris de la clinique de l'addictologie et mon savoir expérientiel a complètement changé ma propre approche. Je dilue des morceaux d'expériences dans ce que j'ai intégré à l'université et dans la littérature. Comme un alchimiste, j'utilise le juste dosage entre ces deux sources de savoirs. Je ne suis pas dans le témoignage de mon vécu, d'autres le font très bien, j'essaie d'être dans l'évocation utile pour la personne que j'accompagne. Il ne s'agit pas de me raconter, mais de faire miroir, lorsque cela est opportun, il convient de parler un même langage, verbal et non verbal, il faut se comprendre d'égal à égal, d'humain à humain, de pair à pair... Cette formation de patient expert m'apporte tout autant que le diplôme universitaire, qu'elle complète parfaitement ! Là aussi, comme une évidence, comme un chemin qu'il faut prendre, comme quelque chose qui serait tracé pour moi. Je ne sais pas si je serais un bon patient expert, je n'ai aucune idée de l'impact que cela pourrait avoir dans le domaine de l'addictologie mais je suis persuadé que cela vaut le coup d'être tenté.

Céline disait : « *Pour qu'on vous croie raisonnable, rien de tel que de posséder un sacré culot. Quand on a un bon culot, ça suffit, presque tout alors vous est permis, absolument tout, on a la majorité pour soi et c'est la majorité qui décrète de ce qui est fou et de ce qui ne l'est pas* ». Alors, effectivement, les intervenants et autres patients experts affirment qu'il s'agit d'une activité de bénévole, qu'il ne s'agit pas d'un métier. Que l'on peut, éventuellement, intervenir sur des prestations de formation, sur des témoignages, sur de la co-animation de groupes. Je l'entends et je peux le comprendre, mais j'ai décidé d'en faire mon métier. Je ne veux pas être conseiller en addictologie, consultant, formateur ou encore témoin mais je veux être patient expert en addictologie ! Ceci est prétentieux ? Alors, pour la première fois de ma vie, j'accepte ce qualificatif.

Je veux être un patient expert qui travaille dans une équipe pluridisciplinaire, pouvoir être un maillon supplémentaire au service des patients. Je voudrais évoluer vers une clinique du soin et de l'accompagnement, je me trouve trop à l'étroit dans la formation et l'accompagnement des conduites addictives en milieu professionnel. Certes, j'apprends énormément, je fréquente beaucoup de structures et je ressens maintenant le besoin de travailler dans ces structures. Dans tous les cas, il s'agit de mon projet, je ne sais pas s'il est réalisable mais je sais que cela n'est pas impossible. Alors, je me permets d'imaginer, de me projeter, de rêver me diriez-vous ? Alors je rêve, les yeux grands ouverts, je rêve en pleine conscience ! Pendant très, trop, longtemps, j'ai cessé de rêver, de croire en moi-même. Je m'effaçais pour ne pas montrer, pour ne pas faire voir que j'étais malheureux, que je me sentais nul, moche, inconsistant. Alors, aujourd'hui, je veux croire. Croire en ce concept de patient expert, croire que celui-ci apportera ses pierres à l'édifice de cette science, croire qu'il sera utile pour les autres professionnels et surtout pour les patients.

Jeudi 28 juin 2018.

Cinq ans ! Hier, j'ai fêté mes cinq années d'abstinence ! Quelle aventure ! « *L'instant le plus heureux d'une vie humaine est le départ vers une terre inconnue* », a dit Richard Burton. L'abstinence, en effet, constitue une terre inconnue pour moi. Je n'avais absolument aucune idée de comment j'allais pouvoir vivre sans consommer de substances modifiant mon état de conscience. Au fond, je méconnaissais mon état de conscience conscient. C'était un voyage vers l'inconnu et l'on dit souvent que les voyages forment la jeunesse. J'ai eu cette sensation de renaissance, dans mon corps, mon cerveau et mon âme. Je me suis mis à revivre, à ressentir mon corps qui s'exprimait, à accepter mon cerveau qui cavalait et à accueillir mon âme et ses blessures. Il y a cinq ans, j'étais en train de mourir dans un hôpital du nord parisien. Sans vraiment en prendre conscience, je m'étais consumé de l'intérieur. La consommation m'avait envahi complètement, jusqu'à m'engloutir. Je ne vivais plus pour ma famille ou pour moi-même, je ne vivais que pour consommer. Mon quotidien se résumait à mes consommations, cela prenait tout mon temps, tout mon espace psychique. C'est cela l'addiction, être esclave, être asservi, ne plus être… Et tout cacher, toujours, pour ne pas constater l'évidence, ne pas voir ce qui se passe. Il y a aussi la peur, cette peur de devoir vivre sans substance, cette crainte de ne pas pouvoir vivre sans elle. C'est comme un mariage mortuaire, une union destructrice, un pacte à la mort… J'étais vivant mais un peu mort.

La formation de patient expert est terminée, je dois attendre le mois de septembre afin d'obtenir le certificat attestant de mon assiduité. J'ai beaucoup apprécié cette formation, elle a été, pour moi, une révélation. J'ai profité de ce temps pour affiner ce que je voulais faire en addictologie. Mais également pour trouver ma juste place dans ce domaine. J'ai songé à cette image de tuteur de résilience pour mes pairs, ce symbole me plaît bien, je crois qu'il correspond à ce que je veux faire en addictologie. Ce que les personnes que j'ai en face de moi vivent ne me renvoie pas à de la douleur ou à de la colère. Mais à du changement, à l'exploration d'une autre manière de vivre, d'une autre façon d'appréhender ses propres émotions, à aller puiser en ses ressources intrinsèques. C'est ainsi que je désire accompagner les personnes, sans me positionner en sachant, sans prodiguer de conseils tout faits, en explorant ensemble les possibilités les plus adaptées à ce qu'elles souhaitent.

Aujourd'hui, je savoure ce moment, le soleil caressant mon visage, un vent léger m'apportant ce bien-être procuré par ce renouveau. Cette vitalité qui m'anime chaque jour, qui donne du sens à ce que j'ai entrepris. Cet élan de vie ! J'ai pris quelques jours de congés afin de pouvoir célébrer cet anniversaire. Je profite de l'instant avec un profond respect pour cette chance que j'ai d'être pleinement vivant. Je n'aurais jamais imaginé pouvoir en arriver là où j'en suis aujourd'hui, ce que je vis me semble extraordinaire. Je suis un homme libre ! Ce sentiment de liberté qui me porte est d'une force inimaginable. L'addiction m'a rendu prisonnier dans mon propre corps, dans un fonctionnement que je ne pouvais maîtriser. Et, en cette après-midi ensoleillée, je déguste cette libération avec un sentiment profond d'apaisement…

Jeudi 27 septembre 2018.

Je suis intervenu dans un lycée la semaine dernière dans le cadre d'un temps de prévention tabac/cannabis. Je trouve les adolescents pertinents dans leurs réflexions, ils évoquent la question de la liberté. Bien entendu, la liberté est une notion fondamentale, j'ai échangé avec eux sur le fait, justement, de la conserver cette liberté chérie. Parce que l'addiction, c'est justement l'antithèse de la liberté, c'est perdre le choix de consommer ou de ne pas consommer. C'est être prisonnier d'un fonctionnement que je ne contrôle absolument pas.

Albert Camus disait : « *La liberté, seule valeur impérissable de l'histoire* ». Lorsque l'on aborde ces notions de liberté avec les élèves, ils y sont sensibles. Lorsque j'ai abordé mon vécu, j'ai senti que leur attention était toute autre. Comme si ce que j'expliquais avait, pour eux, une autre valeur. Certains m'ont posé des questions sur mes consommations, comment j'avais fait pour m'en sortir, sur mes enfants… J'ai répondu à chacune de leurs questions avec simplicité et authenticité. D'autres sont venus me voir à la fin et m'ont posé d'autres questions, sur les consommations de leurs parents, de leurs amis. Là aussi, j'ai répondu le plus sincèrement possible par des conseils, en donnant des coordonnées de structures proches, en leur disant qu'ils pouvaient m'envoyer un e-mail si besoin et que je serai disponible. Nous avons convenu, avec la direction de l'établissement, que j'interviendrais à nouveau au second trimestre dans le cadre d'entretiens individuels avec les élèves qui seraient demandeurs.

Lors de ces interventions, les participants, par leurs interrogations, me permettent de mieux cerner les enjeux, les représentations, les fantasmes, toutes ces choses que je ne maîtrise pas forcément dans ma pratique quotidienne. Et, parfois, leurs interrogations deviennent les miennes et donnent lieu à des échanges très riches. Et ceci, peu importe le public, jeunes, salariés d'entreprise, précaires, c'est toujours très intéressant et j'apprends énormément.

J'ai beaucoup appris sur l'addictologie, depuis plusieurs années maintenant j'étudie, je consulte, je découvre de nouvelles approches, de nouveaux modes de consommation, de nouveaux produits. Il y a également tout ce volet d'addictions comportementales, que ce soient les jeux d'argent, les écrans, le sexe… Là, également, il y a tout un tas de représentations et ces addictions comportementales sont souvent minimisées dans leurs impacts sur les personnes concernées. Nous rencontrons les mêmes phénomènes que pour l'addiction à l'alcool, par exemple, cette incapacité de contrôler, le maintien du comportement malgré les conséquences, la place que cela prend… Chaque jour j'apprends en me disant que je ne sais pas grand-chose. J'évolue, aujourd'hui, dans le champ de l'addictologie ; j'en ai fait mon métier. J'ai converti mon expérience de vie en une profession. Bien entendu, cette expérience, selon moi, a été largement enrichie par tout ce que j'ai appris et compris depuis cinq ans. Je suis heureux de ce que je fais, je m'épanouis dans un domaine qui me passionne, j'ai envie d'évoluer encore, de partager, de découvrir encore et encore !

Jeudi 27 décembre 2018.

Ce matin, j'ai recherché la définition de patient expert sur internet et j'ai trouvé : « *Le patient expert, considéré comme un nouveau type d'acteurs du système de santé, est toute personne qui, atteinte d'une maladie chronique, développe une connaissance fine de sa maladie et dispose ainsi d'une expertise dans le vécu quotidien d'une pathologie ou d'une limitation physique liée à son état. Le patient expert a la volonté de s'impliquer auprès d'autres malades, il peut être sollicité pour améliorer un programme d'éducation thérapeutique, et peut aussi être amené à accompagner un patient en consultation pour reformuler un jargon médical* ».

En France, il n'existe pas de définition officielle du patient expert, elle varie selon les domaines d'expertise. Dans le domaine de l'addictologie, même si l'on commence à en discuter, c'est encore balbutiant. C'est toujours compliqué de se définir professionnellement lorsque l'on présente un nouveau concept. Cela entraîne tout un tas de réactions, d'interrogations. Je le perçois lorsque je passe dans des structures d'addictologie, il y a de la curiosité mais également des craintes. Elles sont légitimes, ces craintes, ce qui est nouveau peut faire peur.

Aujourd'hui, je suis patient expert en addictologie sans savoir exactement ce que je suis professionnellement. J'ai parfois des doutes, je me dis que ce n'est peut-être pas le moment, que c'est trop tôt, je me remets en cause sans cesse. Mais les personnes que j'accompagne ne se posent pas autant de questions que moi. Elles paraissent satisfaites du travail que l'on réalise ensemble. Elles m'expliquent également que ce vécu commun leur permet d'être plus authentiques, plus libres de s'exprimer. En fait, elles me rassurent quant à la pertinence de ce que je fais aujourd'hui et me confortent dans mes choix. Car, en réalité, c'est bien elles qui savent ce qui est bon pour elles-mêmes. À ce jour, il n'y a pas, à ma connaissance, de patient expert salarié à temps plein. Je n'ai pas, non plus, été embauché en qualité de patient expert mais en tant que conseiller en addictologie. Ce que je souhaiterais, ce serait de pouvoir être salarié comme patient expert, pas simple lorsque le métier n'existe pas vraiment…

Je mesure à présent les spécificités du travail de patient expert, la formation que j'ai suivie m'a permis d'en appréhender les aspects. Bien entendu, il y a ce savoir expérientiel qui me permet de créer une alliance thérapeutique différente. Cet effet miroir, si souvent relaté par les personnes que j'accompagne : « *Alors, on peut vraiment s'en sortir* ». Je travaille avec les personnes afin de les aider à engager le changement, ceci, notamment, par l'entretien motivationnel. Le cadre de l'emploi est aussi là, parfois, pour justement limiter les consommations, même si le travail peut être, en partie, catalyseur d'une conduite addictive. Effectivement, les substances ou comportements peuvent parfois avoir une fonction dans le milieu professionnel. Pour « *tenir le coup* », « *faire le job* », pour réguler des horaires décalés, comme rite d'intégration…

« *La seule limite à notre épanouissement de demain sera nos doutes d'aujourd'hui* », Franklin Delano Roosevelt.

Jeudi 28 mars 2019.

Je pousse les portes afin de revendiquer mon statut de patient expert… « *Encore faut-il pousser une porte pour savoir qu'elle nous est close* », ironisait Montaigne. J'ai l'impression que c'est un peu ça, je me fabrique une identité professionnelle sans en avoir le manuel. Comme un inventeur, un découvreur, un pionnier… Cela peut paraître prétentieux, je n'en sais rien, mais c'est réellement ainsi que je tente de me réaliser professionnellement. Comme un artiste peintre devant une toile vide, un écrivain devant une page blanche, un compositeur cherchant sa sonorité.

Je continue à travailler ma clinique de l'accompagnement, j'y intègre, au fur et à mesure, les ingrédients de ce que j'apprends, de ce que l'on me transmet, de ce que je comprends. Comme un cuisinier-chimiste, je mélange mon expérience à mes connaissances avec les justes proportions. Avec comme intention première d'apporter quelque chose à la personne qui est en face de moi afin que l'on puisse avancer ensemble. J'aime ces rencontres, elles me permettent d'évoluer dans ma compréhension de ces mécanismes de l'addiction. Au-delà de cela, ces accompagnements m'apprennent « *l'Humain* ». Car, en effet, il s'agit avant tout de rencontres entre deux êtres humains.

Cela peut paraître idiot de le signifier mais je pense sincèrement qu'il ne faut pas l'oublier dans sa pratique. C'est ainsi que j'ai envie d'aborder mon métier.

J'ai rencontré un nouvel agent ce matin, il vient car il a eu des soucis suite à un état d'ébriété sur son lieu de travail. Monsieur B. a 60 ans et consomme de l'alcool depuis toujours me dit-il. Il consomme quotidiennement entre 10 et 20 unités d'alcool, soit l'équivalent d'une bouteille et demie à trois bouteilles de vin. Il vit seul et n'a pas beaucoup de contacts sociaux en dehors de ses collègues et des quelques rencontres dans les bars. Il ne voit pas de médecin depuis plusieurs années et semble affaibli. Je lui raconte très brièvement mon parcours et il semble attentif à ce que je lui relate. Je lui fais remplir un autotest afin qu'il puisse percevoir sa problématique et son éventuel degré de dépendance à l'alcool. Il se met à pleurer en me confessant qu'il n'en peut plus, qu'il en a marre, qu'il est malheureux… « *Aidez-moi à vous aider…* » Nous avons convenu ensemble d'essayer de remettre des limites afin qu'il puisse se protéger un maximum. Il a décidé, dans un premier temps, de ne pas consommer avant de travailler, ni sur son lieu de travail. Ainsi, il évitera de se mettre en danger et de risquer des sanctions disciplinaires. Nous avons également déterminé qu'il tenterait de remplir un « *carnet de bord* » de ses consommations, ceci afin d'évaluer, au plus juste, celles-ci. Enfin, il a pris la décision de contacter le médecin d'un CSAPA dont je lui ai donné les coordonnées. Avant de quitter mon bureau, il m'a dit qu'il allait essayer de diminuer ses consommations et qu'il se sentait bien mieux qu'en arrivant. Nous avons convenu de nous revoir juste après son rendez-vous au CSAPA. Je ne sais pas comment évoluera cet accompagnement, si Monsieur B. prendra contact avec le CSAPA. Nous avons simplement commencé à travailler ensemble, mais le gros du travail, c'est lui qui le fera…

Jeudi 27 juin 2019.

Je suis intervenu dans le service d'addictologie d'un hôpital la semaine dernière, l'équipe s'intéresse au concept de patient expert et désire aborder ce sujet avec moi.

« *Une idée nouvelle, c'est la plupart du temps une banalité vieille comme le monde dont nous éprouvons soudain personnellement la vérité* », expliquait Arthur Schnitzler.

Il est intéressant de pouvoir appréhender les questions des professionnels sur le concept de patient expert. Il s'agit là pour moi de pouvoir également travailler sur des aspects auxquels je n'avais absolument pas songé. Je m'aperçois que bien souvent les craintes sont légitimes, le patient expert dans le paysage de l'addictologie vient quelque peu remuer les représentations. De multiples interrogations émergent notamment sur les formations, la posture professionnelle, une éventuelle re-consommation... Quelle place va prendre ce nouveau professionnel ? Pour quoi faire ? Quelle est sa légitimité ? N'est-il pas trop fragile ? Aura-t-il accès aux dossiers des patients ? Et la distance thérapeutique ?

Ce temps d'échanges nous a permis de partager nos points de vue, nos expériences et d'imaginer le profil de ce professionnel. L'addictologie, comme toute science, évolue avec de nouvelles découvertes, de nouveaux concepts et protocoles. Le patient expert fait partie de cette évolution ; de par une approche, des connaissances, des propositions thérapeutiques différentes et complémentaires. C'est sur cette complémentarité que je m'appuie aujourd'hui ; il ne s'agit aucunement de faire à la place, mieux ou autrement mais de travailler en complémentarité. Il est question d'élargir les offres aux patients afin qu'ils puissent bénéficier d'un accompagnement en plus. Bien entendu, les missions du patient expert doivent absolument répondre aux besoins des patients et aux attentes de la structure. Que ce soit en entretien individuel, dans l'animation de groupes de parole ou d'ateliers thérapeutiques, dans la prévention, dans la réduction des risques et des dommages… Je crois que le patient expert peut être ce maillon supplémentaire à la prise en charge en addictologie.

Je suis persuadé qu'un jour ce sera une évidence, je suis intimement convaincu que ce changement de paradigme permettra de faire tomber des barrières solidement ancrées. Je le constate chaque jour, que ce soit avec les personnes que j'accompagne, avec mes collègues ou avec d'autres professionnels de l'addictologie… Je travaille afin de développer ce concept de patient expert, afin de le professionnaliser, pas par vanité ou altruisme mais car je suis certain que cela a un intérêt pour les personnes qui souffrent d'une dépendance. Aujourd'hui, j'essaie de planter des graines avec la patience d'un jardinier qui manquerait de terrain. Je tente de faire pousser des fleurs dans un champ des possibles. J'arrose avec précaution les semis fragiles d'un changement, pour ne pas brusquer, pour ne pas heurter. Ce que l'on ne connaît pas peut faire peur car on sort ainsi de sa zone de confort, on découvre d'autres possibilités jusqu'alors ignorées…

Jeudi 26 septembre 2019.

Cette expérience commune de la consommation, de la dépendance permet très souvent une alliance thérapeutique quasi instantanée. Je m'en aperçois au fil de ma pratique, ce levier thérapeutique est ma base. Nous nous retrouvons sur un terrain commun et parfois les personnes que j'accompagne me disent : « *Entre nous, on ne peut pas se mentir !* ». Je leur explique qu'en déguisant la réalité, ils se mentent avant tout à eux-mêmes et que, parfois, cela fait partie du processus dans l'accompagnement. Je ne leur explique pas comment ils devraient faire ou bien comment il faudrait qu'ils soient, je n'en sais absolument rien. Je fais avec eux, selon la nature de leur demande, selon leur temporalité, selon leurs capacités cognitives aussi… Nous construisons ensemble leur parcours d'accompagnement et de soins, il s'agit bien d'un travail en pluridisciplinarité avec la personne. Je ne peux absolument rien faire sans elle, c'est quelque chose qui se fabrique à deux, à trois, à quatre…

Aujourd'hui, lorsque j'accompagne une personne, nous élaborons ensemble un parcours. Je m'appuie sur ce que veut la personne et sur un solide réseau de professionnels de l'addictologie. Et, par petites touches, nous avançons comme dans une danse… Chacun avec son histoire, ses capacités et ses objectifs. C'est toujours très différent, je ne sais jamais comment je vais faire ni quel chemin nous allons emprunter. Je me fie à l'autre, j'observe, je ressens et on essaie de trouver les propositions les plus adaptées à la situation présente. Cette diversité me permet de toujours réfléchir différemment, de n'avoir aucune certitude et de pouvoir laisser aller mes pensées en arborescences.

« *Réfléchir c'est difficile, c'est pourquoi la plupart des gens jugent* », Carl.G. Jung.

J'essaie de réfléchir avec les personnes que j'accompagne et ceci, sans jamais les juger. Je ne prétends pas que ce soit aisé mais je m'applique à cela. Lorsque l'on a un problème avec les consommations de produits, on le tait, on se cache par crainte d'être jugé justement. Souvent d'ailleurs on se juge soi-même, bien persuadé que l'autre n'en pensera pas moins que nous-mêmes… C'est cette crainte du jugement que j'incite à faire tomber lors d'un premier entretien ; il s'agit pour moi de quelque chose d'essentiel. Je continue de me former, je me tiens informé des évolutions dans le champ de l'addictologie, j'apprends énormément auprès des personnes que j'accompagne. Elles sont pour moi des puits de connaissances, des sources intarissables d'amélioration de ma clinique. Mes accompagnements sont plus affinés au fur et à mesure de ma pratique, je pense que l'on ne cesse jamais de s'améliorer.

Cela fait maintenant plus de six ans que je ne consomme plus, six ans que je continue à apprendre sur moi-même. J'apprécie chaque jour ce sentiment de liberté retrouvée, cette nouvelle conscience que j'avais enfouie durant de nombreuses années. Je me sens plus apaisé même si je ne prétends pas que cela soit simple.

Jeudi 26 décembre 2019.

« *On dit que la jeunesse ne croit plus à rien. Quelle tristesse... Et si un jour le Père Noël ne croyait plus aux enfants* ! », s'amusait Pierre Doris. Cette période de fêtes est plus douce, bien que ce ne soit pas pour moi le meilleur moment de l'année. J'éprouve comme une mélancolie pour ces temps que l'on voudrait conviviaux et familiaux. Du plus loin que je me souvienne, il n'en a jamais été autrement, comme si ces instants magiques ne devaient pas être pour moi. Je me souviens, petit, je regardais les fenêtres des habitations, je voyais les sapins briller et j'imaginais des familles heureuses, des rires et des enfants qui courent partout. Cela me rendait songeur, pas triste mais rêveur ; j'idéalisais une structure familiale rassurante et aimante…

Les personnes que j'accompagne me sollicitent beaucoup en ce moment. Cette période est souvent compliquée pour eux. Isolement, augmentation des consommations, spleen hivernal… J'ai reçu Madame D. aujourd'hui, elle exprime des absorptions importantes d'alcool le soir. Elle s'inquiète car, la semaine dernière, elle a consommé sur sa pause du midi. Elle s'était mis un point d'honneur à ne pas boire durant ses heures de travail. Cette femme d'une cinquantaine d'années m'explique qu'elle boit depuis qu'elle a 20 ans, que c'est culturel dans sa famille. Il lui semble que cette consommation a commencé à être un problème à la naissance de son fils, il y a une quinzaine d'années. Nous convenons ensemble d'un suivi avec l'une de mes collègues psychologues et abordons la notion de syndrome lié au sevrage ; en effet, Madame D. relate des symptômes de manque. Je discute avec elle de ces symptômes qui peuvent apparaître, des tremblements, une asthénie, une céphalée, des sudations ; parfois une tachycardie se manifeste et la pression artérielle peut être aussi légèrement élevée. Je lui explique que, moi-même, j'ai eu ces symptômes, que je n'avais osé en parler et que je les traitais en consommant suffisamment pour les faire disparaître. Nous abordons les possibilités de sevrage en ambulatoire ou en hospitalier et elle décide de prendre rendez-vous avec un médecin addictologue que nous contactons ensemble. Nous convenons d'un nouveau rendez-vous dès qu'elle aura vu le praticien.

Cette année s'achève, je suis passionné par ce que je fais, je me sens plutôt bien dans ma vie. Une vie qui m'appartient vraiment ! Lorsque l'on enfouit son quotidien sous des produits psychotropes, tout est travesti, illusions, mensonges et non-dits. Les jours, souvent, se suivent et, tristement, se ressemblent. J'ai pu, parfois, avoir l'impression que tout était très bien ainsi mais je me leurrais moi-même. Je me rassurais afin de pouvoir continuer à consommer encore et encore… Aujourd'hui, je ne me mens plus, j'essaie d'accepter les frustrations, d'accueillir mes émotions, je ne refoule plus ma conscience dans les tréfonds d'une inconscience éthylique.

Jeudi 26 mars 2020.

Alors que le pays est confiné depuis le 17 mars à cause d'un virus microscopique, nous sommes contraints d'adapter nos accompagnements. Je travaille donc par téléphone et en visio. J'admets que ce n'est pas très confortable et que cela ne correspond pas à ma conception de l'accompagnement mais je n'ai, malheureusement, pas d'autres choix…

Je revois en visio Monsieur B. ce matin, cela fait maintenant un an que nous nous sommes rencontrés. C'est un homme transformé que j'ai vu aujourd'hui, effectivement, il sort d'un séjour de six semaines effectué dans une clinique de soins de suite, que l'on appelle également postcure. Pendant presque une année nous avons travaillé à réduire sa consommation d'alcool, à valoriser ce qu'il mettait en place, à fixer des objectifs pour lui atteignables. Ceci couplé avec un suivi auprès d'un médecin addictologue d'un CSAPA parisien et d'un accompagnement psychologique avec l'un de mes collègues. Nous travaillons à présent ensemble pour le maintien de son abstinence. Il semble persuadé que « *C'est fini !* », que l'alcool n'est plus un souci pour lui. Bien entendu, je ne me permets absolument pas de le contredire mais nous évoquons, néanmoins, les situations qui pourraient représenter un risque. Nous abordons également le sens de cette abstinence pour lui, quels en sont aujourd'hui les inconvénients… Le but est quand même que nous puissions réfléchir ensemble à des stratégies sur ce qui pourrait représenter pour lui des inconvénients. Il m'explique s'être mis à l'abri chez sa sœur dans la Sarthe, ainsi il est à la campagne pendant cette période de confinement. Nous convenons d'un prochain rendez-vous en visio la semaine suivante et je lui propose de me contacter s'il en ressent le besoin.

Depuis cette annonce de confinement, j'ai recontacté toutes les personnes que j'accompagne afin de faire le point avec elles. Je leur ai expliqué les modalités de maintien de notre suivi, cela a eu pour effet, en majorité, de les rassurer. Effectivement, cette période est particulièrement stressante pour nous tous et je sais que les personnes que j'accompagne vont avoir besoin de soutien ces prochaines semaines. La perte de nombreux repères, l'angoisse et la sidération sont des éléments qui peuvent majorer les consommations. Cela peut aussi générer des consommations à risque pour des personnes qui ne sont pas dans une problématique addictive.

« *Le changement n'est jamais douloureux. Seule la résistance au changement est douloureuse* », Bouddha.

J'essaie de réfléchir à cette phrase en ces temps de grands changements. Que puis-je faire de cette situation ? Que puis-je en tirer ? Je peux effectivement résister et être dans une forme d'inertie, dans un état d'attente. Mais je peux également choisir d'utiliser ce changement, de le potentialiser. Ceci me fait inexorablement songer à la consommation et aux changements inhérents au choix de l'abstinence, d'une consommation contrôlée ou de réduction des risques.

Jeudi 25 juin 2020.

Nous avons été déconfinés mais mon employeur maintient le télétravail par sécurité sanitaire. J'espérais pouvoir reprendre mon activité dans des conditions normales. J'ai demandé à Raphaël s'il était possible d'avoir un bureau au CSAPA. Cela me permettrait éventuellement de voir les personnes que je soutiens. Je lui ai également proposé de les aider un peu si besoin. Il doit en discuter avec l'équipe et me tiendra au courant le plus rapidement possible. Ceci pourrait me permettre de travailler un peu la clinique du soin et de l'accompagnement en CSAPA. J'anime toujours, depuis plusieurs années maintenant, l'atelier méditation et co-anime le groupe de parole mais ceci est complètement différent des suivis individuels.

Ces consultations en mode dégradé ne me conviennent pas. Effectivement, je m'aperçois que j'ai besoin de ce contact physique avec les personnes que j'accompagne. Il me manque la présence, les attitudes, tout ce non-verbal, ces frémissements. Je suis moins à l'aise dans ma pratique en visio même si j'ai parfaitement conscience que cela permet malgré tout de garder le lien. Et dans cette pathologie du lien, il est crucial de pouvoir le préserver à tout prix. « *Ce n'est pas tant le chant qui est sacré, c'est le lien qu'il crée entre les êtres* », affirme d'ailleurs Philippe Barraqué.

C'est un peu la même chose que je rencontre avec les personnes que je reçois. Ce n'est pas tant la manière de faire les protocoles ou autres techniques particulières, que le lien, que la rencontre créée, qui permettent un accompagnement de qualité. Cela nécessite qu'il puisse y avoir une confiance réciproque, une absence de jugement, une certaine humilité de ma part également. Je ne suis persuadé de rien au-delà de ce que les personnes veulent bien me transmettre ou partager avec moi ; ce sont elles qui savent en réalité…

Dans deux jours, je fêterai sept années d'arrêt de consommation ! Ce chiffre 7, pour moi très symbolique, revêt aujourd'hui cette image de chiffre sacré de la spiritualité, un pont entre le ciel et la terre… Cela en fait des mois, des semaines, des jours et des heures à prendre soin de moi, à réfléchir à toutes ces années de captivité dans mon propre corps, dans ma tête et dans mon âme. Je peux prétendre que je suis fier de ce chemin parcouru, que j'ai sacrément bien avancé, mais je crois également que j'ai énormément de chance. Mais pas une chance comme gagner au loto ou à d'autres jeux de hasard, une occasion bien plus importante… Celle de vivre ! J'ai parfaitement conscience de la beauté de la vie. Lorsque j'évoque l'éclat de l'existence, je pense avant tout à ces instants magiques que je peux savourer les yeux grands ouverts.

Jeudi 24 septembre 2020.

Cela fait maintenant presque deux mois que j'occupe un bureau au sein du CSAPA, ainsi je peux recevoir les personnes que j'accompagne. Effectivement, nous sommes toujours en position de télétravail à la mairie de Paris et il me semble essentiel de pouvoir continuer les suivis en présentiel. Je pense que rien ne peut remplacer le « *face à face* » dans mon travail, ce qui se dit, ce qui se construit et ce qui se décide nécessite cette présence physique.

« *La vie, c'est comme une bicyclette, il faut avancer pour ne pas perdre l'équilibre* », a dit Albert Einstein. Nous avançons ensemble, parfois, nous pouvons perdre l'équilibre, puis nous remettre en selle. C'est cela le travail en addictologie, accepter cette recherche d'équilibre satisfaisant pour la personne que l'on accompagne. Ce n'est pas moi qui détermine cette stabilité convenable, je n'ai pas la prétention de savoir à la place de… Mon travail de patient expert en addictologie me fait également songer à cela, à ce jeu d'équilibriste. Trouver le juste aplomb afin d'ouvrir l'engagement au changement, rechercher ce qui anime encore les personnes que j'accompagne, révéler leurs potentiels et leurs ressources intrinsèques. Lors des entretiens individuels, c'est cet équilibre que je recherche avec les personnes, cette stabilité qui permet d'envisager les choses, de construire un lien de confiance, une relation thérapeutique.

J'ai revu Madame D. aujourd'hui, je l'ai eue presque chaque semaine au téléphone depuis notre premier entretien fin décembre 2019. Elle a suivi le protocole d'un sevrage ambulatoire en janvier 2020 et n'a pas consommé d'alcool pendant sept mois. Elle m'avait expliqué avoir bu un verre de rosé pendant les vacances d'été en se disant que ce n'était pas grand-chose et qu'elle se sentait capable de se limiter à cette unique consommation. Effectivement, pendant la semaine suivante elle n'avait pas reconsommé et était satisfaite de cette possibilité de « *boire un verre de temps en temps…* ». Et, en rentrant de ses congés, elle ne saurait expliquer exactement pourquoi, elle avait repris une consommation les week-ends. Aujourd'hui, elle m'explique avoir à nouveau une consommation d'alcool quasi quotidienne, elle s'en inquiète et a peur de « *rechuter* ». Je lui exprime que plutôt que le terme « *rechuter* », je préfère utiliser le verbe reconsommer. Effectivement, il y a quelque chose de violent dans une rechute, quelque chose qui ne me paraît pas vraiment approprié. Que faire avec cette reconsommation ? Comment utiliser cette expérience comme un enseignement ? Comment se servir de cela comme d'un outil supplémentaire ?

Madame D. a rendez-vous avec le médecin addictologue la semaine prochaine et envisage une hospitalisation. Son rapport à l'alcool a complètement changé aujourd'hui, elle m'explique que lorsqu'elle consomme, elle réfléchit en même temps aux conséquences que cela peut avoir, elle dit également utiliser ce que nous avons pu évoquer afin d'essayer de maintenir un cadre lui permettant d'éviter de se mettre en danger. Nous convenons d'un nouveau rendez-vous la semaine prochaine afin de préparer cette éventuelle hospitalisation.

Je continue, lentement, à affiner mon identité professionnelle, j'essaie d'être un maillon supplémentaire, complémentaire, dans l'accompagnement en addictologie…

Jeudi 24 décembre 2020.

Monsieur B. m'a contacté ce matin, il a repris son travail et maintient son abstinence. Il m'explique avoir quelques craintes par rapport à ces fêtes de fin d'année. Il me dit ne pas avoir envie de consommer mais ressent comme un vide, il se sent triste. Je lui demande s'il est toujours suivi par la structure d'addictologie qui l'accompagnait. Il affirme avoir arrêté cet accompagnement au début de l'été car il ne ressentait plus la nécessité de poursuivre. Il reconnaît que c'était pour lui devenu une contrainte que de s'y rendre chaque semaine car la structure est située un peu loin de son domicile. Nous abordons ensemble les stratégies envisageables en cas de risque de consommation, il m'explique qu'à ce jour il pense avoir suffisamment de ressources pour éviter cela. Il me dit être très motivé et avoir ressenti le besoin de me parler afin de se rassurer davantage. Nous convenons qu'il puisse néanmoins contacter la psychologue qui le suivait afin d'envisager une reprise de sa prise en charge. Effectivement, Monsieur B. m'a confié qu'il n'a certainement pas terminé ce travail psychothérapeutique.

J'occupe toujours un bureau au CSAPA d'Aubervilliers, j'y assure mon télétravail et je reçois également les patients qui souhaitent me rencontrer. Certains d'entre eux sont de fervents participants de l'atelier méditation pleine conscience et du groupe de parole des mardis soirs. C'est ainsi que je débute un accompagnement individuel avec quelques patients du CSAPA, comme si cela faisait partie d'un continuum naturel. Cette nouvelle expérience me permet de développer un autre type d'accompagnement dans une équipe pluridisciplinaire.

C'est, tout de même, une histoire extraordinaire qui est en train de se dérouler pour moi en ce moment. Je travaille dans le CSAPA dans lequel j'ai été suivi il y a un peu plus de 7 ans ! Comme si les choses devaient être ainsi, tout se fait de manière fluide, comme si nous avions toujours travaillé ensemble... Je travaille chaque jour avec Raphaël qui a été mon médecin, mon confident, avec qui j'ai construit ce qui est se réalise en ce moment.

« *Ils ne savaient pas que c'était impossible, alors ils l'ont fait.* », Mark Twain. Toute chose, avant d'exister, n'était absolument pas. Tout se crée, tout s'invente, tout se rêve... Parfois, je me dis que ce que je vis actuellement est complètement fou, que ce n'est pas la réalité, mais j'ai osé créer cette réalité. Ceci parce que j'y croyais moi-même, parce que l'on a cru également à ce concept de patient expert en addictologie. C'est aussi, et surtout, une réalisation commune, nous sommes toujours plus forts à plusieurs ! Je pense que parfois il faut avoir du culot, l'audace de dépasser ce qui est, ce qui existe comme paradigme, il faut repousser les règles lorsque que cela nous permet d'évoluer. Simplement parce que cette évolution entraîne une nouvelle vision de ce qui paraissait inébranlable...

Jeudi 25 mars 2021.

Madame L. arrive dans mon bureau, c'est la première fois que je la vois, elle est suivie au CSAPA depuis peu de temps. Elle m'exprime qu'elle est addict à la nourriture plus précisément aux aliments sucrés. Elle se retient dans ses propos, je sens qu'elle a besoin de se confier mais elle m'explique qu'elle ne se sent pas légitime à venir dans ce centre de soin en addictologie car elle n'est pas dépendante à une drogue et que les autres patients « *c'est pire…* ». J'essaie de lui expliquer qu'il n'y a pas d'échelle du pire, qu'une addiction est une dépendance à un produit ou à un comportement. Je lui cite les principaux critères de troubles liés à l'usage de substances, la consommation ou le comportement continu, et ceci malgré les conséquences, la perte de contrôle, le craving, l'abandon d'activité au profit de la consommation ou du comportement, le caractère compulsif… Elle fond en larmes et me dit qu'elle s'identifie dans ces critères et elle me lâche : « *Je suis donc comme une droguée ?* ». Je lui explique qu'il s'agit, en effet, d'une maladie liée à un trouble de l'usage et que dans ce cadre nous allons l'accompagner.

« *Pendant le dîner, je mangeais très peu, comme toujours, ça aussi, c'est une constance de la boulimie, tu ne peux pas imaginer combien de fois, au cours d'un repas, on m'a fait cette réflexion :* "mais vous ne mangez rien ! "», expliquait Guy Carlier, qui se cachait pour engloutir de la nourriture. Se cacher, toujours dissimuler pour ne pas être jugé, par honte, par culpabilité, par peur… Mentir aux autres et à soi-même, se sentir incapable de contrôler ce comportement compulsif, se détester. Que va-t-on penser de moi ? Comment faire face à cette réalité qui me terrorise ?

Mon bureau est un espace où l'on peut dire, se dire par des mots, une passerelle de maux. Il s'agit de pouvoir exprimer ce que l'on ne dit pas, pas même à soi-même, c'est libérer une parole emprisonnée… J'essaie, humblement, d'être ce passeur de mots, cette oreille attentive, qui sans jugement entend, ce tuteur de résilience. Je me sens aujourd'hui bien plus à l'aise en entretien individuel avec les patients. J'affine ma pratique, j'ajuste ma posture, j'apprends chaque jour un peu plus grâce aux patients que j'accompagne. Ils m'apportent les éléments qui contribuent à une meilleure compréhension des mécanismes de l'addiction. Ils sont source de savoirs expérientiels, ils me font me poser mille questions quant aux façons les plus pertinentes de les accompagner, de les écouter, de créer des liens thérapeutiques qui nous permettent d'avancer ensemble.

Je suis toujours domicilié au CSAPA, en situation de télétravail à la ville de Paris. J'admets que cette situation me convient, cela m'autorise de travailler une autre clinique dans laquelle je me sens plus à l'aise. J'ai la sensation de trouver ma place auprès des patients que j'accompagne et de me créer une identité professionnelle propre à ce concept de patient expert.

J'ai revu Monsieur B., les fêtes de fin d'année se sont bien déroulées, ses craintes ont été absorbées par la bienveillance familiale. Il m'a expliqué qu'il ne se souvenait absolument pas à quand remontaient ses dernières festivités de fin d'année sans éthanol. Il en éprouve une certaine fierté et exprime ressentir à présent de réels bénéfices à son arrêt de consommation. Enfin, il me dit qu'il a repris une psychothérapie et que cela lui apporte énormément dans sa démarche de soins.

Jeudi 24 juin 2021.

8 ans dans quelques jours ! Madame D. arrive dans mon bureau, nous ne nous étions pas revus depuis le mois d'octobre 2020. Elle a été hospitalisée dans une clinique de soins de suite pendant dix semaines de novembre 2020 à mi-janvier 2021. Elle m'explique ne plus consommer depuis novembre 2020, elle est très fière d'elle et elle m'exprime que cette deuxième hospitalisation a été complètement différente. En effet, elle a pris conscience qu'elle ne pourrait revenir à une consommation

contrôlée ; elle m'explique que lorsqu'elle boit ce n'est pas pour une occasion particulière mais toujours en lien avec ses émotions. Elle me dit : « *En fait, je bois mes émotions pour ne pas les ressentir !* ». Qu'elle soit heureuse ou malheureuse, elle est empêtrée dans les mouvements de ses émotions. Elle ne les vit pas mais les subit comme une spectatrice. Depuis sa dernière hospitalisation, elle a mis des choses en place afin de travailler sur cela. Elle s'est mise au yoga et exprime que cela lui fait énormément de bien, elle pratique également de la course à pied trois fois par semaine. Nous abordons ensemble les aspects positifs de cette nouvelle vie, elle me pose des questions sur d'éventuelles stratégies à mettre en place dans des situations qui pourraient représenter un risque de consommation. Je la félicite pour tout le travail qu'elle a fait et nous décidons de nous revoir dans trois mois. Bien entendu, je lui signifie de ne pas hésiter à appeler si elle en avait besoin.

La clinique de l'addictologie me permet d'appréhender une multitude de prises en charge. Effectivement, chaque patient est différent et cela demande une capacité d'adaptation particulière. Rien n'est jamais prédéfini, on élabore l'accompagnement et les soins avec le patient, à son rythme, avec bienveillance. Cela constitue une gymnastique qui correspond parfaitement à ma manière d'être, ainsi chaque patient me demande de me repositionner, de réfléchir autrement, de ne pas avoir de certitude. J'apprécie cette clinique car elle se renouvelle à chaque entretien et comme toute science elle est mouvante et en perpétuel changement. J'arrive le matin en me disant que je ne sais rien et je ressors le soir en ayant appris. Les personnes que je reçois sont, pour moi, une grande source de savoirs ; elles m'apprennent à les accompagner, à les écouter, à ne pas les juger, à travailler avec elles…

Je travaille dans le domaine de l'addictologie depuis 2015, j'ai beaucoup progressé dans ma pratique en 6 ans. Et, cette expertise, je la dois avant tout à des personnes que j'ai accompagnées. Bien entendu, j'ai énormément étudié, je me suis investi afin de comprendre cette science des addictions mais l'expertise m'a été transmise lors des centaines d'entretiens que j'ai eus avec les personnes souffrant d'une dépendance. Alors, je voulais à mon tour les remercier, elles, qui m'ont tant appris, qui m'ont fait confiance. Cette confiance mutuelle est essentielle dans le travail thérapeutique qui s'engage lors d'une prise en charge en addictologie et celle-ci doit être bilatérale pour être complètement efficiente. Merci !

Jeudi 23 septembre 2021.

Nous sommes censés reprendre l'activité à la Ville de Paris. Effectivement, les restrictions liées au COVID ont été levées. Après plus d'un an de télétravail, j'admets que je n'ai pas forcément envie d'abandonner cette clinique du soin et de l'accompagnement. Bien entendu, je savais que cette solution était provisoire et qu'il serait nécessaire de retourner sur mon poste de prévention des conduites addictives en milieu professionnel. Néanmoins, se pose pour moi une véritable question aujourd'hui : « *Quel virage ai-je envie de donner à la professionnalisation de ce statut de patient expert ?* ». Il s'agit là d'un véritable changement, car ma pratique a aujourd'hui beaucoup évolué et j'affectionne particulièrement cette clinique que je touche seulement du doigt. De plus, d'un point de vue personnel, j'ai le désir de me rapprocher de Lille…

« *Après tout, pourquoi devrions-nous être utiles ? Et en vertu de quoi ? Qui a divisé le monde entre l'utile et l'inutile, et de quel droit ? Un chardon n'a-t-il pas le droit de vivre, ou bien une souris qui mange du grain dans un grenier ? Et les abeilles, les bourdons, les mauvaises herbes et les roses ? Quel est l'esprit qui a eu le culot de décider qui est meilleur et qui est moins bien ?* ». Olga Tokarczuk.

J'ai donc envoyé des mails sous forme de candidature spontanée à diverses structures d'addictologie de la métropole lilloise, pas de curriculum vitæ ni de lettre de motivation, mais juste un mail. Dans celui-ci, je mentionne qui je suis simplement, mon parcours de toxicomane, mes études et formations, ce statut de patient expert… Et j'écris à la fin de mon message : « *Ma démarche peut paraître culottée mais qui ne tente rien n'obtient rien. Je reste à votre disposition afin d'échanger.* ». Je sais très bien que cette dizaine de mails envoyée n'a que peu de chances d'aboutir mais je n'avais pas envie de rédiger ces candidatures spontanées de manière protocolaire. Et puis, c'est compliqué de se présenter spontanément pour un poste d'un métier qui n'existe pas encore…

Madame L. adhère à l'ensemble des offres thérapeutiques de groupe que l'on propose au CSAPA. Ainsi elle participe à l'atelier d'écriture, d'expression artistique, à la méditation et au groupe de parole. Elle me dit avoir trouvé comme une famille auprès de ses pairs. Elle qui pensait ne pas avoir la légitimité d'être accompagnée dans ce type de structure se sent aujourd'hui complètement à sa place ici. Ainsi, elle travaille sur ses compulsions alimentaires et réussit à comprendre les mécanismes de son addiction à la nourriture. Il s'agit de faire tomber les représentations concernant son addiction, nous avons travaillé sur le circuit de la récompense, sur ce que représentait pour elle le fait de se remplir jusqu'au dégoût de la nourriture, jusqu'à la répugnance d'elle-même.

Cela fait maintenant plus d'un an que j'occupe ce bureau au CSAPA et cette période a été ma meilleure expérience professionnelle. Je n'ai jamais autant appris que durant cette année, chaque journée est apprentissage, découverte, humanité. Cette humanité si complexe et si belle, cette humanité que j'aime tant découvrir au fil des entretiens, au fur et à mesure des rencontres que je peux faire ici et ailleurs. J'aime ces rencontres qui me permettent de mieux comprendre, de mieux m'appréhender aussi certainement…

Jeudi 23 décembre 2021.

J'ai reçu deux propositions d'entretiens auprès de structures lilloises suite à l'envoi de mes mails. Je me suis donc rendu à Lille le mois dernier afin de rencontrer la directrice d'un CSAPA et le directeur d'une association qui compte onze structures d'addictologie. Je commence le 3 janvier sur un poste de patient expert à la Sauvegarde du Nord avec pour mission le développement du patient expert et sa professionnalisation. Pour ce faire, dans un premier temps, je vais être en immersion dans toutes les structures du pôle addictologie. Pour le moment, je suis en train de dire au revoir aux patients que j'ai accompagnés. Ce n'est pas chose facile que de renoncer à cette clinique que j'affectionne tant mais je crois qu'il me faut découvrir de nouveaux horizons dans ce vaste champ qu'est l'addictologie. Je pense que j'ai besoin également de me rassurer sur la transposabilité de mes compétences. Suis-je capable de travailler ailleurs ? Ne suis-je pas un usurpateur ? Cela peut sembler idiot mais je ressens réellement ce besoin de me démontrer une légitimité à exercer dans le secteur de l'addictologie.

« *La seule façon de faire du bon travail est d'aimer ce que vous faites. Si vous n'avez pas encore trouvé, continuez à chercher* », affirmait Steve Jobs. Je ne me suis jamais senti autant épanoui professionnellement, mon travail me permet de mobiliser un ensemble de compétences acquises tout au long de ma vie. J'apprécie ce mélange de savoirs expérientiels et d'expertises acquis au fil des formations, des entretiens et des liens thérapeutiques tissés avec les patients que j'ai rencontrés. Je désire encore apprendre, m'enrichir d'autres lieux de soins, d'autres pathologies addictives, d'autres approches thérapeutiques...

Je retrouve Madame D. complètement transformée, sur le coup, je ne l'ai même pas reconnue ! Elle ne consomme plus d'alcool depuis un peu plus d'un an maintenant et elle a perdu beaucoup de poids. Elle m'explique, avec un certain enthousiasme, sa nouvelle vie, elle a changé de travail et occupe aujourd'hui un poste de responsable dans un grand magasin. Ses relations avec son fils se sont fortement améliorées, elle exprime que son enfant lui a confié être fier d'elle ; lorsqu'elle me relate cela, je vois ses yeux de maman s'embuer. Elle maintient une psychothérapie qui lui permet de continuer à travailler sur son rapport à elle-même, sur ses émotions et sur sa sensibilité qui l'a souvent mise à mal par le passé. Elle est enjouée et aborde un visage complètement décontracté. Je la félicite encore pour tout le travail qu'elle a accompli, sur sa capacité à avoir pu se mobiliser de la sorte. Je lui annonce mon départ en lui suggérant de ne pas hésiter à me contacter afin de me donner de ses nouvelles si elle le désire.

Je range mes affaires dans ce bureau que j'occupe depuis début août 2020, je regarde mes notes prises tout au long des entretiens. Je revois ces morceaux de vie, ces larmes, ces rires, ces peurs et ces espoirs. Je ressens ces instants émouvants, ces partages et ces stratégies que l'on a tenté de mettre en place avec les patients. Je ne suis pas triste de partir mais je suis ému par l'atmosphère que je m'apprête à quitter. Je repense à ces heures passées à essayer de travailler la motivation au changement, à expliquer les mécanismes de l'addiction. Je revis chaque moment comme un élan d'humanité car, effectivement, il s'agit bien là d'humanité.

Jeudi 24 mars 2022.

Cela fait bientôt trois mois que j'ai commencé sur ce poste de chargé de mission pour le développement et la professionnalisation des patients-experts en addictologie. Ainsi, je me retrouve en immersion dans les onze structures en addictologie qui composent ce pôle. Il s'agit pour moi d'aborder avec les professionnels l'intégration des patients-experts. Quels sont les freins et les leviers à leur intégration ?

J'ai commencé par un CAARUD (Centre d'accueil et d'accompagnement à la réduction des risques pour usagers de drogues). Le CAARUD s'adresse à des personnes qui ne sont pas forcément engagées dans une démarche de soins, ou qui sont exposées à des risques majeurs (accidents, infections – notamment hépatite C et VIH, etc.) du fait de leurs modes de consommation ou des produits consommés. Une attention particulière est portée aux usagers les plus marginalisés. Il s'agit de pouvoir leur proposer un lieu pour se reposer, prendre une douche, faire une machine de linge, boire une collation et manger des céréales ou une soupe. C'est également un lieu d'écoute et de bienveillance.

J'ai ensuite enchaîné sur une CT (Communauté Thérapeutique), il s'agit d'un lieu qui a pour mission d'accueillir des personnes volontaires et abstinentes présentant des problématiques addictives lourdes nécessitant une prise en charge. Les personnes sont accompagnées dans un projet personnel selon une dynamique de fonctionnement communautaire. La communauté thérapeutique propose un hébergement contenant du long séjour, jusqu'à deux ans. Le groupe est au service de l'usager, et l'usager est acteur et sujet de la dynamique du groupe. Le programme est découpé en trois phases de trois étapes chacune. L'avancement du résident dans le programme lui permet de gagner en responsabilité et en autonomie.

Ces deux premières immersions me permettent d'appréhender de nouvelles structures d'addictologie, cela me donne la possibilité de découvrir d'autres publics dans une dynamique complètement différente. J'ai ainsi l'occasion d'apprécier des approches cliniques que je n'avais pas eu l'opportunité d'entrevoir. Il s'agit principalement de pouvoir échanger avec les professionnels de ces structures quant à l'intégration et la professionnalisation des patients-experts. Ce n'est pas chose aisée que de présenter ce concept encore très peu développé dans un domaine qui, malgré, l'évolution, est encore fortement empreint de nombreuses représentations.

« *Si vous voulez vraiment comprendre quelque chose, essayez de le changer* », expliquait Kurt Lewin. Changer, c'est se permettre d'évoluer et toute science présente ce besoin d'évolution. Cette évolution est un enrichissement pour l'addictologie, les professionnels, mais avant tout pour les personnes accompagnées.

Jeudi 23 juin 2022.

Après six mois en immersion dans les 11 structures d'addictologie, j'ai pris la décision de postuler sur le poste de patient expert qui a été créé au CSAPA d'Aubervilliers. La clinique du soin et de l'accompagnement me manque, j'ai besoin de cette relation à l'autre qui nous permet d'initier le changement. Bien que cette expérience de promouvoir le patient expert en addictologie ait été pour moi incroyable, je ressens cet appel d'un retour à ce que j'aime réellement dans l'addictologie.

Lors de ces six mois qui viennent de s'écouler, j'ai énormément travaillé sur ce concept de patient expert. Je me suis effectivement retrouvé, à maintes reprises, confronté aux questionnements des professionnels des diverses structures que j'ai visitées. Cela m'a permis de peaufiner une identité professionnelle, d'appréhender les diverses missions envisageables selon le type de structures, les besoins et surtout le public accueilli. J'ai perçu qu'il n'était pas forcément aisé d'être considéré comme un professionnel.

Ceci a été possible grâce aux professionnels rencontrés qui, par leurs questionnements, m'ont permis de dessiner mon métier. Il n'est pas simple de développer le concept d'un métier qui n'a pas encore de réelles reconnaissances, c'est un peu un challenge. Il s'agit de démontrer que le patient expert est un maillon important, peut-être même essentiel, dans une prise en charge pluridisciplinaire. Qu'il fait partie intégrante de cette pluridisciplinarité.

« *L'homme qui déplace une montagne commence par déplacer les petites pierres* », Confucius. Je sens bien que le concept de patient expert en addictologie commence à susciter l'intérêt. Bien entendu, toute nouveauté vient bousculer ce qui est établi et, comme tout changement, cela nécessite un temps de compréhension de ce qui s'engage. Parfois, les craintes générées par ces changements de paradigmes se réfèrent à notre propre ego, sans lien avec les patients. L'addictologie est une science complexe, subtile, qui évolue très rapidement. Alors, je déplace de petites pierres, avec précaution, sans prétendre que je sais quoi que ce soit sur la manière de faire. Ce que je peux certifier aujourd'hui c'est que mon travail apporte quelque chose aux personnes que j'accompagne. Les meilleurs témoins de cela sont, bien entendu, les patients eux-mêmes ; leurs retours sont essentiels afin de continuer à poser de tout petits cailloux…

Jeudi 22 septembre 2022.

Il y a un peu moins de trois mois je fêtais ma 9ème année d'abstinence… « *La liberté appartient à ceux qui l'ont conquise* », affirmait André Malraux. Je me sens libre aujourd'hui, disponible à moi-même, libéré d'une servitude qui me tuait par procuration. J'ai dansé avec la folie des drogues, flirté avec la morsure d'un serpent psychédélique, arraché l'âme aux confins de mes dépendances. J'ai allègrement franchi les lignes qu'elles soient continues, rouges ou limites ; je n'en avais que faire. Je me suis usé, abusé et j'en ai payé le prix…

J'ai commencé au CSAPA d'Aubervilliers le 11 juillet, j'y occupe un poste de patient expert à plein temps. Quel chemin parcouru ! Lorsque je songe à tout cela, j'ai parfois la sensation que ce n'est pas vraiment possible. Lorsque je me projetais en tant que patient expert en me disant que, peut-être, cela serait impossible… Et je suis là, au 2ème étage du centre de santé dans le bureau 217, je suis là à pratiquer cette clinique du soin et de l'accompagnement auprès de personnes souffrant d'addictions. Alors oui, je suis fier de ce chemin parcouru ; fier et reconnaissant ! Reconnaissant envers les professionnels qui m'ont fait confiance, envers les cadres qui ont validé cette confiance. Et j'ai aussi énormément de gratitude pour les patients qui m'ont appris à être meilleur, envers ces personnes qui m'ont transmis leurs savoirs expérientiels.

J'ai reçu Monsieur L., nouveau patient, je l'accueille dans le cadre d'un premier entretien. Il s'agit d'un homme de 51 ans qui évalue sa consommation d'alcool à environ 40 unités par jour. Sa consommation a explosé suite à un burn-out, il boit actuellement deux bouteilles de vodka par jour depuis trois mois. Il me relate qu'auparavant il était dépendant au cannabis et qu'il fume un paquet de cigarettes par jour depuis ses 20 ans. Il m'exprime vouloir se sevrer de la boisson car il n'en peut plus de ses alcoolisations massives. Il préférerait un sevrage ambulatoire qui lui permettrait de rester chez lui et de pouvoir gérer son quotidien. Rendez-vous pris avec Raphaël qui, ô miracle, a une place de libre pour le lendemain. Il s'agit maintenant que le « doc' » puisse lui faire une ordonnance afin d'entamer son sevrage dans les meilleures conditions. Le sevrage de l'alcool peut être parfois délicat et nécessite souvent un protocole qui limite les risques de delirium tremens ou de convulsions. Plusieurs facteurs doivent être pris en considération afin de débuter un sevrage, cela dépend de multiples paramètres liés aux symptômes. Il peut être dangereux d'arrêter de boire sans avoir préalablement consulté un médecin, on parle alors de « *sevrage sauvage* » avec parfois de lourdes conséquences.

Je vais pouvoir dorénavant m'investir complètement dans cette clinique du soin et de l'accompagnement. J'accompagne les patients selon leurs demandes, sans jugement et sans injonction. Au fond, ce sont eux qui savent… Bien entendu, nous travaillons ensemble afin de lever le déni parfois, les craintes inhérentes au changement d'autres fois. Mais cela ne peut se faire qu'avec eux ; sans cette relation de confiance je ne peux absolument rien faire. Que ce soit l'accompagnement au sevrage, la consommation contrôlée ou la réduction des risques et des dommages, l'essentiel réside dans un lien thérapeutique basé sur l'authenticité. Parlons vrai…

Jeudi 22 décembre 2022.

« *Le temps, c'est quand on va d'un Noël à l'autre* », dit Paul Villeneuve. Ah, le temps ! J'ai d'abord été persuadé que je mourrai à 14 ans d'une échinococcose alvéolaire. Puis que je n'atteindrai jamais les 30 ans, pour finir avec un pronostic vital engagé le 27 juin 2013… Et, paradoxalement, je ne me suis jamais senti autant en vie que lorsque celle-ci était en péril. Il s'agit, effectivement, de ce que l'on pourrait nommer d'un comportement ordalique.

J'ai proposé un groupe « *maintien de l'abstinence* », il s'agit d'une activité thérapeutique sur sept séances. L'objectif est de maintenir la décision et la réalité de l'abstinence par le partage de l'expérience et le développement de stratégies adaptées aux situations à risque. Les actions que j'ai envisagées sont le développement des stratégies de gestion des situations à risque en s'appuyant sur les savoirs expérientiels des patients, le développement des techniques favorisant l'abstinence et de travailler l'aspect motivationnel. Neuf patients se sont inscrits à ce groupe et nous abordons aujourd'hui la 3ème séance, qui a pour thème principal : « *situations à risque – savoirs expérientiels* ». Elle a pour objectif de s'appuyer sur les expériences auxquelles ont été confrontés les patients du groupe. Chacun pourra exposer une ou plusieurs de ces situations et ainsi exprimer ce qu'il a ressenti et comment il a géré cela. Le groupe interviendra afin d'étayer le témoignage. Les situations à risque exposées ainsi que les ressources utilisées et/ou réfléchies collectivement seront inscrites sur un tableau et le tout sera transmis aux patients par voie de mail.

J'apprécie de pouvoir travailler avec les patients en groupe sur ce type d'exercices ; cela permet de créer un espace dans lequel chacun apporte ses propres connaissances expérientielles. Cela permet également de stimuler l'aspect motivationnel en passant par les pairs. Les ateliers et groupes thérapeutiques sont des propositions que je pense essentielles dans un CSAPA. Au-delà de ce qui se travaille en individuel, le groupe représente une énergie thérapeutique complètement différente. Ce dynamisme donne accès à d'autres ressources intrinsèques qui peuvent rester en sommeil en individuel. Mon rôle, en qualité de patient expert, est de pouvoir faire des liens entre ces savoirs expérientiels et la clinique du soin.

Cela fait un peu plus de cinq mois que je travaille à temps plein au CSAPA d'Aubervilliers, je me sens bien dans ma pratique et à ma place. Cela peut sembler étrange, mais je me suis rarement senti à ma place quelque part. J'ai souvent eu ce sentiment d'être comme étranger, usurpateur, de ne pas avoir ni les compétences, ni la légitimité. Et ceci est vrai dans mon travail mais également dans ma vie de manière générale. Un peu comme quelqu'un qui rechercherait sans cesse sa maison, son lieu ou son âme… C'est peut-être effectivement mon âme que je retrouve ou bien que je découvre. Ce morceau de moi-même que j'ai ignoré sans doute pour me protéger…

Jeudi 23 mars 2023.

J'ai commencé à demander aux patients que je vois régulièrement de bien vouloir remplir un questionnaire. Celui-ci consiste à évaluer la pertinence de l'accompagnement par un patient expert dans une prise en charge pluridisciplinaire. Ce questionnaire interroge sur l'éventuelle plus-value apportée par un patient expert dans une prise en charge globale. Mais également concernant les spécificités, les missions, les champs d'action… À la fin de ce questionnaire, la question est : « *Si vous aviez un mot pour définir le patient expert en addictologie, lequel serait-il ?* ». Je suis sensible à leurs réponses, ceci me permet de continuer à appréhender cette clinique du soin et de l'accompagnement. Pour cette dernière question, les mots qui sont ressortis : « *Confiance, professionnel, partage, bienveillance, expériences, indispensable, connaisseur, vécu, complémentaire, proximité, empathie,* ». Ces mots venus de patients me touchent bien entendu, mais au-delà de cet aspect émotionnel, cela révèle leurs ressentis et c'est bien cela l'essentiel pour moi.

J'ai revu Monsieur L. aujourd'hui, je l'ai accompagné lors de son sevrage en ambulatoire, il y a maintenant six mois. Ce sevrage a été très compliqué pour ce patient, trop compliqué… Après cinq jours sans consommation, il a craqué et m'a contacté dix jours plus tard. Il m'a alors expliqué avoir honte, se sentir comme « *une merde* », avoir pensé baisser les bras. Et il s'est souvenu de ce que l'on s'était dit, de nos échanges sur les étapes du changement, sur l'estime de soi, sur les mécanismes de l'addiction. Monsieur L. est sorti d'une clinique de soins de suite il y a maintenant presque un mois, son hospitalisation a duré quasiment trois mois. Il m'explique qu'il lui fallait ce temps pour rester éloigné du produit, de son environnement, de ses habitudes et de ce mode en « pilote automatique ». Il m'annonce aujourd'hui, avec fierté, 123 jours d'abstinence à l'alcool ! Il me dit revivre, se sentir comme un nouveau-né et voir sa vie avec des couleurs qu'il n'avait, jusqu'alors, jamais perçues. Aujourd'hui, il souhaite aborder avec moi son addiction au tabac, il se sent prêt à attaquer ce sevrage nicotinique. Je demande à Raphaël une ordonnance de substituts afin qu'il puisse aller les chercher en sortant de mon bureau. Nous discutons également de la possibilité d'utilisation d'une cigarette électronique et je lui donne quelques conseils sur le dosage en nicotine des produits, sur le matériel et son fonctionnement. Monsieur L. repart avec un sourire que je n'avais jamais remarqué sur son visage. Un sourire d'homme délivré !

« *La liberté est le but de la vie. Les restrictions n'ont de raison d'être que pour atteindre un état de parfaite libération* », affirma Swâmi Râmdâs. La liberté d'être soi, simplement soi sans chaînes psychotropes qui peuvent nous donner l'illusion d'être un meilleur soi. Un meilleur soi moins souffrant, moins timide, moins traumatisé, moins soi-même en réalité… Addiction, du latin addicts, comme un esclave par dette, condamné à payer, dévoué à… C'est précisément la perte de ce bien précieux qu'est la liberté. Je me suis privé de ma liberté durant 25 années de ma vie, pendant une génération j'ai été esclave de moi-même en quelque sorte. Je me suis mis en esclavage pour fuir, mais les choses reviennent toujours car l'on ne peut pas se fuir éternellement sinon que par la mort. Et je n'en ai pas voulu de cette oraison funèbre prématurée, j'ai choisi la libération…

Jeudi 22 juin 2023.

Bientôt un an que je travaille au CSAPA d'Aubervilliers, je n'ai pas vu cette année passer ! Ce poste de patient expert me permet de m'épanouir professionnellement et personnellement. Pour la première fois de ma vie, j'ai la sensation de faire véritablement le métier que j'aime et, bien entendu, cela a un retentissement sur ma vie privée. Je me lève le matin animé par cette sensation d'être exactement à ma place, cela peut paraître idiot mais c'est précisément ce que je ressens. De la passion pour ce que je fais ! « *Il n'y a que les passions et les grandes passions qui puissent élever l'âme aux grandes choses* », Diderot.

Cela fait à présent plusieurs années que j'anime cet atelier de méditation pleine conscience au CSAPA, cette pratique permet aux patients un travail d'observation, une introspection méditative. La méditation pleine conscience entraîne notre capacité d'attention et de discernement à ce qui est présent dans l'instant, nos pensées, nos émotions, nos sensations physiques, mais également l'environnement. Entre six et dix patients composent généralement ce groupe de méditation qui comporte trois étapes. En début de séance, chacun peut dire comment il se sent, où il en est, l'expression est libre. Puis j'accompagne, je guide, la séance qui dure entre 20 et 30 minutes. S'ensuit un temps de restitution durant lequel les patients peuvent exprimer comment s'est déroulée, pour eux, la séance. Il s'agit toujours d'un temps important où plein de choses se découvrent, se conscientisent... La méditation est un outil thérapeutique qui permet de gérer au mieux les émotions, pensées et réactions que ce soit du stress, de l'anxiété, des troubles du sommeil... Je trouve que cette pratique est particulièrement bien adaptée dans la prise en charge des addictions car elle ouvre l'accès à la prise de conscience de tout ce que l'on peut ressentir sans le percevoir si on n'y prête pas attention. C'est une réelle ouverture vers soi-même !

J'anime également un atelier d'écriture tous les quinze jours, cette proposition thérapeutique me tenait particulièrement à cœur. Il existe différentes façons d'utiliser l'écriture en tant qu'outil thérapeutique, mais toutes coïncident sur le fait de rechercher l'externalisation sur papier de contenus mentaux tels que les pensées, les doutes, les désirs, les buts, les objectifs, la planification, ainsi que les sentiments et les émotions. C'est une proposition relativement proche de la méditation, il s'agit d'un média différent qui permet de travailler également son intériorité. Cet atelier de découpe en trois parties distinctes, les patients se présentent, expliquent comment ils se sentent ; ils peuvent dire ce qu'ils veulent. Puis, je donne le thème et les consignes de l'exercice d'écriture. Ce peut être une phrase, une citation, un morceau de musique, une émotion… L'idée est de pouvoir écrire dessus, sans recherche littéraire particulière, simplement d'écrire, de décrire, de se dire par des mots, des phrases, des pensées… La troisième partie est consacrée à la lecture, chacun lit son texte et les autres peuvent exprimer ce qu'ils ressentent, ce à quoi cela les renvoie avec l'intention de ne jamais juger et de toujours être bienveillant.

Mes journées au CSAPA sont rythmées par ces groupes, par ces entretiens individuels, par ces morceaux de vies éparpillées. Lorsque des liens thérapeutiques se tissent, que les maux se disent, on entre alors dans une sorte de danse et débute l'accompagnement, cette phase où les choses commencent à bouger ou juste à frémir…

Jeudi 28 septembre 2023.

J'ai fêté mes 10 ans d'abstinence le 27 juin ! Si l'on m'avait prédit tout ce qui s'est passé en une décennie, jamais je ne l'aurais cru.

« *Quand on croit s'enfuir, on ne fait toujours que courir après ce dont on veut se sauver. Est bien pris qui croyait se dépendre* », a écrit Monique LaRue. J'ai passé 25 années de mon existence à fuir, à me fuir moi-même en réalité. À tenter d'échapper à mes traumatismes infantiles, d'enfouir mes peurs, mes douleurs et mes colères. Effectivement, les produits psychotropes m'ont permis de laisser immerger tout cela mais ça remonte toujours, inexorablement, à la surface. Et là ça éclate, ça explose, ça en projette partout comme un feu que l'on ne pourrait maîtriser et qui brûle tout sur son passage. Un feu qu'aucun produit ne peut éteindre, un incendie anarchique qui échappe à toute maîtrise. Reste alors une terre brûlée où rien ne reste intact, c'est cela l'addiction, une combustion interne, un dérèglement de la pensée, une anarchie corporelle, un séisme existentiel.

Monsieur V. entre dans mon bureau, c'est la première fois que je le vois, il semble fuyant, apeuré comme un animal blessé. Il m'explique que c'est délicat, qu'il a honte, qu'il n'a jamais abordé ce sujet avec quiconque. Il m'exprime une dépendance à la pornographie, il consulte des sites dédiés plusieurs fois par jour. Ces visionnages, durant lesquels il se masturbe, ont débuté à l'âge de 16 ans et il en a aujourd'hui 36. Il relate une augmentation de la fréquence au fil des années avec de moins en moins de satisfaction. J'essaie de le rassurer en lui expliquant les critères de la dépendance et qu'il n'y a pas de maladie honteuse. Il semble étonné de se reconnaître dans de nombreux critères comme l'incapacité de contrôler, le désir irrépressible, le comportement qui continue malgré des conséquences... Il m'explique que la masturbation lui permet d'apaiser des angoisses, que cela soulage ses pensées négatives. On essaie d'entrevoir ensemble à quoi pourraient correspondre les premières fois, à quel évènement, quel contexte, qu'est-ce qu'il a ressenti. Il ne sait pas trop à quoi cela correspond, il aborde des pressions de ses parents, notamment scolaires, un sentiment de ne pas se sentir capable d'être à la hauteur de ce que l'on attend de lui. Ses parents voulaient qu'il fasse médecine et lui voulait être danseur et son père prétendait que la danse « *c'est pour les pédés* ». Aujourd'hui, il n'est ni médecin ni danseur, mais travaille en tant que responsable dans un magasin de prêt-à-porter. Il me dit également que son comportement prenait de plus en plus de place dans son quotidien avec une dizaine de sessions par jour. Nous abordons les stratégies envisageables afin de réduire cette consommation de vidéos pornographiques. Il a effectivement délaissé un grand nombre d'activités, les spectacles, le sport, la lecture... La majeure partie de son temps est consacrée à son addiction. Il est d'accord pour tenir un carnet de bord dans lequel il notera ses consommations et les émotions et sentiments qui y sont liés. Nous décidons de nous revoir dans trois semaines afin de faire le point.

C'est cela l'addictologie, autant de profils qu'il y a d'êtres humains, avec des histoires différentes, des consommations différentes…

Jeudi 28 décembre 2023.

Cette année s'achève, j'aime bien travailler durant cette période, je sais que c'est parfois difficile pour les patients ces fêtes de fin d'année. Au-delà des sollicitations, des repas à n'en plus finir, il y a l'isolement, la nostalgie, il y a les résolutions jamais abouties. Il y a l'espoir que ça va changer, que l'année prochaine sera plus ensoleillée, plus consciente… Alors on maintient les groupes de parole, la méditation, l'atelier d'écriture. Nous avons décidé de conserver nos propositions thérapeutiques parce que l'on sait que cela fait du bien aux patients que l'on accompagne tout au long de l'année. Parce que la dépendance ne fait pas de pause, parce que les journées d'un dépendant paraissent bien plus que 24 heures…

Je commence les statistiques liées à mon activité au CSAPA, je comptabilise les entretiens individuels, les groupes et ateliers. En faisant cela, je me dis que ça en fait des visages, des histoires, des bouts de vies. Plus de mille entretiens individuels, presque autant de femmes que d'hommes, entre 16 et 75 ans, des consommateurs d'alcool, de tabac, de cannabis, de cocaïne, d'opiacés, de crack, de 3MMC, de kétamine, de GHB… Des consommateurs de sucre, de jeux, d'écrans, de pornographie, de sexe, 45 000 minutes à élaborer avec les patients, à réfléchir avec eux, à trouver des stratégies, à travailler l'estime, le cœur, l'âme… Toutes ces minutes où le temps se fige, où les choses se disent, les rires, les larmes, la colère, la haine parfois, la rage de vivre aussi. Toutes ces minutes suspendues à leurs souffrances, leurs espoirs, leurs culpabilités, leurs dénis, leurs sourires… Des visages, des corps qui souffrent, des esprits torturés et puis ces soleils, ces yeux qui brillent… Ces étincelles qui jaillissent, qui se répandent partout comme des feux d'artifice de résilience.

Selon Winston Churchill, « *la résilience est la vertu la plus importante que nous puissions posséder. Elle nous permet de continuer à avancer malgré tout, de ne jamais abandonner, de toujours croire que nous sommes capables de relever les défis les plus difficiles* ». J'aime la définition de la résilience utilisée en physique, c'est-à-dire la caractéristique mécanique définissant la résistance aux chocs d'un matériau. Je pense que la résilience « humaine » serait notre capacité à reprendre forme après un choc quel qu'il soit. Notre capacité à reprendre parfois même meilleure forme en consolidant l'endroit de l'impact. Je ne sais pas si cela est vraiment clair pour le lecteur à cet instant précis mais je crois, moi, me comprendre…

Et puis, il y a ces heures en groupes, ces instants magiques accessibles par la puissance dégagée par les patients réunis. Ces paroles qui résonnent, ces corps qui se tendent et se détendent, ces hésitations, ces yeux humides ou rieurs. Il y a cette vie, cet entrain, cette capacité à être bienveillants les uns envers les autres. Le travail en groupe permet de travailler la pair-aidance, cette faculté de se nourrir d'expériences communes et tellement différentes. Mon cœur est rempli de tous ces visages, j'en garde les sourires gravés, j'en conserve les étincelles et cette rage de vivre ! C'est pour tous ces visages que j'aime mon métier, pour ce qu'ils m'apprennent, me transmettent de leur humanité. Je fais un métier où les émotions sont de sortie et cela correspond à ce que je suis… Un être d'émotions.

Jeudi 28 mars 2024.

J'achève cet ouvrage par cette journée du mois de mars. Cela n'a pas toujours été simple de me replonger au cœur de ces journées, cela m'a parfois renvoyé à des souvenirs douloureux. J'ai ressenti mon ventre se tordre, mon cœur se serrer, un sourire se dessiner sur mes lèvres également... Je n'ai aucune idée de qui lira ces pages, de ce que l'on pourra en penser, de ce que l'on pourra ressentir tout au long des années qui défilent. Je sais simplement que je ressentais le besoin d'écrire ce second ouvrage. Alors, je crois, je l'ai rédigé avant tout pour moi-même. Le reste de son aventure ne m'appartient absolument pas et je l'accepte complètement.

Il s'en est passé des choses en presque 11 ans ! J'ai ce sentiment de vivre une seconde vie. Enfin, je ne suis plus le même puisque tout ce que je vis n'est pas travesti par un produit modifiant mon état de conscience. Je perçois les évènements avec bien plus de lucidité et d'objectivité. J'ai à nouveau des envies, un peu plus de confiance en moi, même s'il reste encore un énorme travail à faire là-dessus. L'arrêt des consommations m'a permis de me sentir mieux dans mon corps, dans ma tête et dans mon cœur. Si j'y ajoute ce supplément d'âme alors j'en suis pleinement satisfait ! Est-ce que j'ai des regrets ? Oui, bien sûr ! Je pense que chacun d'entre nous aimerait pouvoir changer des choses, des périodes de son existence. Mais, sur le fond, je crois que c'est très bien ainsi. Enfin, si je suis en train d'écrire à cet instant précis, c'est grâce à ce que j'ai vécu.

Si je fais ce métier aujourd'hui, c'est consécutif à mon expérience de la toxicomanie. Si j'ai une vision particulière de la fragilité de la vie, c'est parce que je mesure la chance que j'ai d'écrire ces lignes. J'aime la Vie ! Cela peut paraître con de prétendre cela, mais je m'en moque complètement ! Je l'aime cette vie car elle est vivante, vibrante, consciente... Là aussi, je m'aperçois de la bizarrerie de prétendre une vie vivante. Mais tant vivent sans vivre. J'ai tant de fois trinqué à la santé d'une mort prématurée que je préparais sans m'en rendre compte. Le cheval fou de la cocaïne galopait droit dans le mur de mes illusions, là aussi sans que je ne le perçoive. Les nuages de THC s'envolaient dans les méandres de mes angoisses dans une danse macabre dont j'étais la marionnette. Alors, oui ! Je l'aime la vie !

« *La vie est une opportunité, profitez-en. La vie est belle, admirez-la. La vie est un rêve, réalisez-la. La vie est un devoir, complétez-la. La vie est un jeu, jouez-la.* » Cette phrase vient d'une femme que j'admire, Mère Thérèsa. Oui, c'est tout cela la vie. C'est un rire puis une larme, une joie suivie d'une peine, du soleil arrosé d'une pluie annoncée, de l'amour et des séparations… C'est le ballet des émotions la vie !

En ce soir de mars, je ressens cette intensité, cette vitalité, cette énergie d'être. Être tout simplement, sans paraître, sans mentir, me mentir, sans modifier ma réalité même si, parfois, elle ne me convient pas. Car si je la travestis, cette réalité, alors je ne peux plus rien pour la changer, je m'y retrouve prisonnier. Je m'aperçois que pour que je puisse modifier les choses il me faut ma pleine conscience, c'est elle qui me permet d'être objectif, raisonné et acteur de ma réalité. Je termine ce livre avec un sourire aux lèvres, ce même sourire qui s'accroche aux vôtres à cet instant même. Car ce sourire je veux le partager, je veux en faire une étoile, un soleil, un hymne à la vie !

« *L'amour se nourrit de tout pour bouleverser des vies jusque-là bien ordonnées : d'un sourire, d'un regard, d'un effleurement, d'une pensée commune* », Romain Guilleaumes.

REMERCIEMENTS

Que seraient des remerciements sans amour ?

Je dédicace ces pages à Raphaël sans qui rien de tout cela n'aurait été possible. Humblement, nous le savons tous deux.

À Emmanuelle pour son soutien sans faille malgré les miennes.

À Fabienne qui m'a encouragé à reprendre l'écriture avec sa capacité de remobiliser mon intérêt à ce que j'avais commencé.

À Ansèlme pour cette magnifique toile en couverture, mais surtout pour ce qu'il m'apporte lors de nos entretiens.

À Solène pour son regard de fée clochette...

À Virginie pour nos échanges lunaires.

Déjà paru dans la collection

Addictions

Alessandro Stella et Anne Coppel (dir.)

Vivre avec les drogues

2021

Bertrand Leibovici

Drogues : la longue marche

2022

Structures éditoriales du groupe L'Harmattan

L'Harmattan Italie
Via degli Artisti, 15
10124 Torino
harmattan.italia@gmail.com

L'Harmattan Hongrie
Kossuth l. u. 14-16.
1053 Budapest
harmattan@harmattan.hu

L'Harmattan Sénégal
10 VDN SICAP AMITIE 3
BP 45034 Dakar-Fann
direction@senharmattan.com

L'Harmattan Cameroun
Tsinga/Derrière polyclinique FECAFOOT
BP 11486 Yaoundé
Jacques.koukam@harmattan.fr

L'Harmattan Burkina Faso
Villa 281, secteur 23 623, rue 14.32
Ouagadougou
zagbie@outlook.fr

L'Harmattan Guinée
Almamya, rue KA 028 OKB Agency
BP 3470 Conakry
harmattanguinee@yahoo.fr

L'Harmattan RDC
185, avenue Nyangwe
Commune de Lingwala – Kinshasa
matangilamusadila@yahoo.fr

L'Harmattan Congo
219, avenue Nelson Mandela
BP 2874 Brazzaville
deunovmikhael@gmail.com

L'Harmattan Mali
Immeuble Mgr Jean Marie Cissé
Aci Hamadallaye
BP 145 Bamako
syllaka@yahoo.fr

L'Harmattan Togo
Djidjole – Maison Amela
face EPP BATOME
02 BP 20680 Lomé
didieramela11@gmail.com

L'Harmattan Côte d'Ivoire
Résidence Karl – Cité des Arts
Abidjan-Cocody
03 BP 1588 Abidjan
harmattan.ivoire@gmail.com

L'Harmattan Bénin
Rue 604, (Immeuble à l'entrée
de la rue UCAO- Cite de Saint-Jean)
Cotonou
stepcorpus@gmail.com

Nos librairies en France

Librairie internationale
16, rue des Écoles
75005 Paris
librairie.internationale@harmattan.fr
01 40 46 79 11
www.librairieharmattan.com

Librairie des savoirs
21, rue des Écoles
75005 Paris
librairie.sh@harmattan.fr
01 46 34 13 71
www.librairieharmattansh.com

www.ingramcontent.com/pod-product-compliance
Lightning Source LLC
LaVergne TN
LVHW011009061026
849535LV00006B/1798